精神療法の実践的学習
―下坂幸三のグループスーパービジョン―

編
広瀬 徹也

編集協力
帝京大学医学部精神科学教室

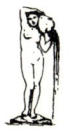

星 和 書 店

Seiwa Shoten Publishers

2-5 Kamitakaido 1-Chome
Suginamiku Tokyo 168-0074, Japan

Psychotherapy Training by Dr. Shimosaka's Group Supervision

Edited by
Tetsuya Hirose, M.D., Ph.D.

Under the auspices of
Department of Psychiatry, Teikyo University School of Medicine

© 2004 by Seiwa Shoten Publishers

まえがき

　医療従事者にとって精神療法の勉強が基本的に重要であることに多言を要しない。精神療法的態度なしに患者に接することはこの上なく危ういことであり，一定期間患者と治療関係を保つことすら不可能になるからである。医療訴訟の背景にこの欠落が関係していることが示唆されることはあっても，中心的問題として取り上げられるまでには至っていないが，この観点がもっと重視されてよいと思われる。当然ながらこの問題はすべての科で当てはまることであるが，精神科でとりわけ重要であることはいうまでもない。

　精神科の場合初診の段階から診断と治療が同時並行でスタートするといってよいが，その治療とは精神療法を指すことは治療者にとって常識である。それが不適切であると，初診の場面で患者が怒り出したり，診察を拒否して帰ってしまうこともまれではない。そこまでいかなくても再来につながらないことは相当の頻度でみられる。

　このように精神療法が重要であることは誰も否定しない反面，その教授法についてはなかなか定まったものがないのが現状である。教科書的な知識の習得はその気になれば誰でもできるが，その実際を学ぶにはスポーツの場合同様，理論と知識だけでは不十分で，臨床の現場で自在に応用できなければ無意味である。そこには素質やセンスといった要素も無視できないが，指導を伴う精神療法の実践的な勉強と訓練が不可欠となる。

　精神療法の勉強に種々な方法があるなかで，個人スーパービジョンが理想の形体であると考えられている。しかし，スーパーバイザーの数と彼らが割ける時間を考えると，それを受けることのできる人数はおのずと限られる。したがって，それは将来精神療法の専門家になる者の義務と特権と考えた方

が現実的であろう。

　次善の策であるグループスーパービジョンが精神療法の実践的学習法として注目されるが，大学についてみてもそれが行われているところは依然少数派に属する。グループスーパービジョンの長所は治療経過の中で必要に応じてその場面に立ち返って，症例の発表者だけでなく，参加者も身近にその場面を疑似体験しながら，そこでの望ましい治療のありようを学習できる点にある。参加者が同じ病院である場合は，発表者についてはもとより患者をも知っているため，リアリティは一層増して，討論は活発となり，インパクトの強いものになる。一方，発表者にとっては大勢の前で自分が行った治療を開陳し，批判を受けることは個人スーパービジョンより負担は大きいものとなる。日本人は一般に批判に過敏で，スーパーバイザーや討論者の態度によってはストレス面接になりかねないが，早い時期からこのような批判の場面に慣れ，厳しい評価や批判に耐えて，それを受け入れて学ぶようになることは若い精神科医，精神医療従事者の成長に不可欠であると考える。

　さて前置きが長くなったが，本書は帝京大学医学部精神科学教室で長らく行われてきたグループスーパービジョンの記録を基にした精神療法の実践的入門書である。帝京大学でのグループスーパービジョンの歴史的経緯については本書の最後に掲載されている座談会に詳しいのでここでは省略するが，1980年から今日まで絶えることなく連綿と続いていることは特筆に値しよう。スーパーバイザーは土居健郎，下坂幸三，狩野力八郎といった錚々たる力動的精神療法の専門家が3代にわたって務められて今日に至っているが，本書は下坂幸三先生の時代の検討会から入院の5症例が提示されて，それぞれ，下坂先生のスーパービジョンとグループ討論，主治医の感想，下坂先生の全体を通しての「ひとこと」から成っている。発表者はいずれも研修1, 2年目の若手医師であり，グループスーパービジョンがその後の彼（彼女）らの個人精神療法と家族療法の実践に非常に役立ったことが読み取れる。

　症例が摂食障害に偏ったきらいがあるが，スーパーバイザーの下坂先生がその道の権威でおられるためとしてご理解頂きたい。今日，精神療法，家族療法を必要としながら，実際にはどのようにアプローチしてよいか分からず

に難渋する過食・嘔吐ないしは自傷行為を伴う境界性人格障害や双極II型障害，およびそれらの並存例が大学病院や総合病院の精神科，心療内科やメンタルクリニックで過半数近くを占めていることを考えると，このような症例構成になったことは現代の精神医療の状況を反映したものといえるかもしれない。

　そのような難治性を思わせる入院例を研修1，2年目の若手精神科医が熱心に治療に取り組んで，比較的短期間に良い結果を生んでいることを目のあたりにするのは嬉しい驚きでもある。知識と経験がなくとも治療を可能にするものは何か（病棟の治療構造，熱意等々）を学問的に解明する必要はあるが，若手の治療者がそれに依存することは許されない。あくまでFail Safeの機構の認識に留め，専門家としての研鑽に励むことが求められる。

　本書を読んで精神療法の基本を頭でではなく，グループスーパービジョンの疑似体験を通して，文字通り体得，体現されることを編者のひとりとして切望している。

　　　　　　　　　　　　　2004年8月　アテネ・オリンピックの暑い夏に
　　　　　　　　　　　　　　　　　　　　広　瀬　徹　也

目次

まえがき　iii

1. 夫の改造計画を企てた女性　1
■入院後面接　1
入院時面接（患者，夫，実母と面接）／第3回面接／第5回面接（患者，実母，実兄と面接）／患者は夫からの花束が届き花瓶に生けていた／第10回面接／第13回面接（夫との初めての合同面接）／第18回面接（夫，患者，看護師，主治医との合同面接）／合同面接後の面接／第24回面接／第25回面接（夫との単独面接）／第29回面接／第44回面接（入室時泣きそうな表情）／第45回面接（入院によって夫とのコミュニケーションがほとんどなくなっており，退院に結びつかないため夫を呼んで面接）／第53回面接（外泊中に手首を切ることがあった）／第54回面接（妻が手首を切ったということで夫から主治医に面接希望あり）／第64回面接（仲の良い患者が退院した）／入院から11カ月後本人の希望で退院した
■症例の薬物療法　25
■担当医による感想　25
〈下坂先生からひとこと〉　26

2. 家庭内暴力を伴う過食症の1例　27
■入院後面接　30
入院時面接／第1回面接／第2回面接／第3回面接／第4回面接／第5回面接／第6回面接／第7回面接／第8回面接／第9回面接／第10回面接／第11回面接／第12回面接／第13回面接／第14回面接／第15回面接／第16回面接／第17回面接／第18回面接／第19回面接／第20回面接／第21回面接／第22回面接／第23回面接／第24回面接
■症例の薬物療法　53
■担当医による感想　54
〈下坂先生からひとこと〉　54

3. 中学1年生からナイフによる手首自傷を繰り返す女性　55
■入院後面接　56
入院時面接（患者，母親と面接）／第3回面接／第4回面接（保護室にて24時間

隔離施錠中)／第6回面接（保護室，日中部分解放中)／第8回面接（隔離解除)／第9回面接／第10回面接／第14回面接／第15回面接／第17回面接／第18回面接／第20回面接／第22回面接／第24回面接／第28回面接／第29回面接／第31回面接／第32回面接／第37回面接／第39回面接／第40回面接／第46回面接／第49回面接／第65回面接

■症例の薬物療法　92
■担当医による感想　92
〈下坂先生からひとこと〉　93

4. 人間関係において，認識に誤りの多い女性患者 …………… 95
■入院後面接　98

入院時面接（姉同伴)／第3回面接／第5回面接／第6回面接（この頃より外出を許可)／第8回面接／第9回面接／第11回面接／第12回面接（母，姉同伴)／第13回面接（この頃より外泊許可を出す)／第16回面接／第18回面接／第20回面接／第22回面接／第25回面接／第26回面接／第27回面接／第29回面接／第30回面接／第31回面接／第32回面接／第33回面接／退院時面接（母は体調悪く，父のみ)

■症例の薬物療法　119
■その後の経過・感想　119
〈下坂先生からひとこと〉　119

5. 初回精神病エピソードで多彩な経過を示した思春期女性 … 121
■入院後面接　128

初回面接／第2回面接／第3回面接／第4回面接／第5回面接／第6回面接／第7回面接／第8回面接／第9回面接／第10回面接／第11回面接

■担当医意見とその後の経過　156
〈下坂先生からひとこと〉　156

下坂ゼミ11年をふり返って …………………………………………… 159

［司　会］広瀬徹也
［出席者］下坂幸三，池淵恵美
内海　健，切刀　浩，安藤義将

あとがき　183
執筆者一覧　186

1. 夫の改造計画を企てた女性

症例 36歳，女性
診断 人格障害，双極性障害（BP II）
病前性格 内向的（几帳面ではない，完全主義ではない）
事例紹介 都内某区にて10歳年上の兄の下に長女として出生した。小学校低学年の時工務店を営む父が詐欺に遭い，借金の取り立てに追われるようになった。中学校の時に両親が離婚したが，それまで母には「お前のために離婚出来ない」とよく愚痴を聞かされ，自分は不必要な存在と感じていた。10歳年の離れた兄は優等生でかけ離れた存在であった。手に職をつけて働き家のためになりたいと考え高校進学時は商業科を志望したが，大学進学が母の希望であり普通科に進学した。しかし卒業時は大学進学を望む母を押し切り事務職として就職した。21歳で7歳年上のトラック運転手と結婚し女児をもうけたが，暴力的で嫉妬深い夫にいや気がさしすぐに離婚した。8年の交際を経て，現夫と結婚し2人の子供をもうけた。前夫との間の長女も同居しているが，現夫と仲が悪く，中学校2年生からいじめのため不登校となった。

引っ越しや長女の不登校をきっかけに抑制，抑うつ気分，不眠，食欲不振といったうつ症状が出現し，金銭面や長女の扱い方に対する夫との食い違いに怒りが押さえられなくなった。大喧嘩になり夫に暴力をふるわれ「もうどうでもよくなった」ということでリストカットしたことが1度あった。「夫のことが気に入らず，すぐに怒りたくなり感情のコントロールがつかない」と言い，某年2月当院外来を初診し夫の不満を述べ泣いたりした。投薬を受けたが改善せず，本人の希望で5月当院入院となった。

■入院後面接

入院時面接（患者，夫，実母と面接）

〈困っていることは？〉
感情のコントロールが出来ない，すぐ怒ってしまう。

〈一番ひどい時は？〉
呂律が回らなくなり，頭も働かず，子供のように泣きたくなる。
〈以前手首を切ってしまったのは？〉
夫と喧嘩した時，死にたかったけど途中で恐くなって……。血が出てくるのをみていたら安心したんです。いらいらすると衝動的に死にたくなる。いろいろ忘れたくて薬をたくさん飲んだこともある。それは死にたい気持ちも少しあったけど，ぼーっとするのが気持ち良かった。子供が登校拒否で大変なのに夫は理解してくれなかった。子供は甘えたくてやっと夫に心を開いた時だったのに。私も解ってもらえず，いやになって何もかもおっくうになった。夫が何に関しても理解がなく，話しているといらいらしてくる。
（**夫**）些細な事で喧嘩になってしまう。
（**母**）喧嘩は両方悪いのでは。

下坂 面接の時間は？
A医師（主治医） 45分位です。
下坂 家族を呼んだ時は最低でも1時間位の時間を取ったほうがよい。家族から治療に有効な情報を取るには，ふつう1時間20分はかかる。また，患者だけでなく家族からいろいろ情報を出してもらうことで，患者も家族も納得しますし……。困っていることを聞くのはいいんですけど，この入院でどんなふうになりたいのか聞きましたか？
A医師 「入院で望むこと＝困っていることを治すこと」と自分流に解釈して聞きませんでした。
下坂 この2つは必ずしも一致しないんです。困っている事が解消したら，どういう自分になりたいかは聞かないといけないことです。これは，一般外来でも同じことです。人間は夢がありますし，患者に家庭がどうなったら良いか，夫や実母にどうなって欲しいか聞いたり，また夫と実母にも患者にどうなって欲しいか聞くことです。こういう将来に向けての話をするにも45分の面接では短かすぎます。
　些細な事で喧嘩になるって，具体的には聞きましたか？　喧嘩の始まりは

だいたい些細な事からなんですから……。45分の中で今後の見通しなんかについても話せたんですか。これは，私たちが話すばかりでなく，どの位良くなって欲しいかという患者側の希望も聞くことです。このように初回面接で患者，夫，実母と会うのは正統なやり方で良いことと思います。

第3回面接

〈食欲は？〉
全部食べてます。入院前に主人とやり合った事を思い出して不安定になっている。入院をきっかけに今まで私がやっていた金銭管理を主人がやることになりました。上手くいくか？　主人は金銭にルーズな性格……。
〈退院後に借金は増えているとか？〉
借金出来る限度もあるし，それは大丈夫だと思いますけど。
〈具合悪いのはいつ頃から？〉
2～3年前から……。主人改造計画をがんばっていたのに私のほうが疲れた……。

下坂　この「主人改造計画」って具体的にはどんなものか聞きましたか？　この時先生はどんな感じがしました？
A医師　患者さんの計画のようですが，詳しく聞いてはいません。私は旦那さんが気の毒だと思いました。
下坂　夫をどんなふうに改造したいんでしょうかね。面接というのも学問的でなければなりません。ですから内実を知らなければなりません。患者さんの考える「改造計画」を教えてもらわないと……。とても大事です。「主人改造計画」という言葉を聞いて，患者さんのパーソナリティーを想像できますか。主人を改造したいんでしょ。つまり，他人を自分の思い通りにしたいという気持ちが強いといえると思います。生い立ちが不幸だった方ですし，そういう方にはしばしばそういうことがありますね……。ままならない生活をしてきたから，結婚したら「まま」になる生活をしたいと思うのはわかりますしね。それは生活史的にも規定されているし，性格論からいうと強迫的

な性格といえます．1つは金銭管理をきっちりしたい，もう1つは旦那さんを思い通りにしたいわけでしょ．他者を変えていきたいということですね．じゃ，「自分改造計画」はどうなんですかね？　聞いてみた方がいいですね．それは，自分がどうなりたいかということですから……．

第5回面接〔患者，実母，実兄と面接（病状を聞きたいとやってきた）〕

（母）（夫の悪口をいうだけで要領を得ず．）
（兄）妹の入院も子供を施設に預けることも夫は反対だったようだが，患者の家族サイドで話を進めた感じとなり，夫が気分を害しているのではないかと心配です．
〈（患者に対し）一番心配なことは？〉
それ程でもないが，子供のこと，お金のことです．

下坂　この面接の時間は？
A医師　45分位です．
下坂　個人面接は45分でいいんですけど，やっぱり御家族が入るとそれでは足りないですね．情報を得ることと同時に，周りの人を安心させてあげることも必要です．退院後患者さんをサポートしていかなければならない人達なんですから．
「母は夫の悪口をいうだけで要領を得ず」とはどういうことですか？
A医師　患者さんが現夫と婚前同棲していたことや，結婚式を挙げられなかったいきさつをまず話し始め，こんなにひどい旦那ですという話で終始してしまいました．
下坂　要領を得ているじゃないですか．お母さんとしては娘に結婚式を挙げさせたかった訳でしょ．ばついちだけど，花嫁衣装を着せたかったわけでしょ．お母さんの言い分ももっともですよ．お母さんのお年は？
A医師　70歳です．
下坂　70歳でしょ．この年なら，婚前同棲なんて納得できないし，結婚式を挙げないなんて納得できないですよ．共感という言葉はあまり好きじゃあ

ないですけど，お母さんの年を聞いて，お母さんの立場を考えれば，くどくど旦那さんの文句を言うのもわかる気がしますよ．お母さんのご主人は？

A医師　離婚しています．

下坂　1人ぽっちなわけでしょ．そして，ある意味では旦那さんの悪口を言うということは，旦那さんに期待しているということでもあると思います．お母さんのこだわりは，当然のことで，先生もこれを良く聞き，お母さんの方が「先生は良く聞いてくれた」と思ってくれることだけでも意味があります．お兄さんの印象は？

A医師　常識的な人のように思えました．

下坂　患者さんと随分年も離れているようですね．お仕事は？

A医師　会社員ではなかったかと思います．

下坂　病状を聞きたいといってやってきた訳でしょ．先生はどう説明したんですか．

A医師　「診断はうつ病で薬と休養でしばらく療養していただきますが，どの位で良くなるかはっきりとはわからない．しかし精神科入院は長いことが多いので最低3カ月はみてください」と伝えました．

下坂　それに対しては何とおっしゃってました？

A医師　「わかりました」とおっしゃっていました．

下坂　患者さんをサポートする人達にたびたび会うというのは良いことですね．

患者は夫からの花束が届き花瓶に生けていた

下坂　これに関して先生が指摘して聞いてみました？　このお花について．

A医師　聞きませんでした．

下坂　これは，大事なことですね．花の種類はなんですか？　どの位？

A医師　赤いバラで，割と大きな花束でした．

下坂　まあ，いつも治療的面接ですけど，治療者意識だけではない常識を踏まえた人間としてのあなたもいるわけだから，「花瓶にバラが生けてあってきれいですね」とか言ってみて，色々聞いてみるのも大切ですね．旦那さん

がバラに託してお見舞いを贈ってきたんだから，患者さんはどう思っているのか聞きたいところですよね。

司会者 ここまでで他の先生方何かありますか？
B医師 女の子で中学生って難しい年頃で，本当の父親と子でも難しい時期なんですよね。それで，しかもこのケースは連れ子になるわけで，今までの話を聞いていると旦那さんはすごくやさしいと思うんですが……。旦那さんの立場に立つと色々我慢していると思うんです。そのあたりをもう少し患者さんと話してみたらいかがでしょうか。
下坂 具体的に，先生だったらどんな面接を展開されますか。
B医師 「旦那さんの立場になったらこんな気持ちなんじゃないですか」と言い，患者さんがいう改造計画というのは，旦那さんの立場からみると全く見当違いなんじゃないですかというような話をしたいと思います。
下坂 とてもいいご意見だったと思いますけど，中学生で不登校で大変です……。それに前夫との間の連れ子さんで難しい年頃で，いじめられて学校に行けなくなっているわけで，これも悩みですよね……ということを患者さんに投げかけるということも大事ですよね。これも最初の面接が1時間半くらいあれば，患者さんと旦那さんに「娘さんも大変ですよね」と問うてみることもできたわけで，患者さんや旦那さん，お母さんが不登校をどう思っているのかを聞くことができるわけですよね。

第10回面接（水曜日か木曜日に家族面接をしたいので，旦那さんに予定を聞いておいて欲しいと言ってあった）

（患者）曜日を決めるために夫に電話したが，「水曜日，木曜日は行けない」と言われた。理解がない……。悲しくなった。先生に言おうとしたが，冷たくされた。「どうしたの？」とやさしく聞いてくれず，デイルームで悲しい顔をしていても何も言わずに通り過ぎてしまう……。先生しか頼る人いないのに……。笑顔で「どうしたの？」と聞いてもらいたいのに……。
〈別に予定が合わなければ，良い日を検討するということでいいですとお伝え

したつもりだったんですけど〉
そうですけど,悲しそうな時には「どうしたの？」と笑顔で聞いて欲しかった。（泣く）
〈どんなことが辛いんですか？〉
夫とのやりとりを通じて,色々な過去の辛かったことを思い出して辛いんです。
〈例えば？〉
夫が勝手なこと……。
〈どんなことで？〉
今は頭が働かない……。

下坂　第10回は患者さんが先生に対して少し生の気持ちを出したんですか？
A医師　その時は,患者さんが私に泣いて訴えたという感じでした。
下坂　先生はそういう時どう感じるわけですか？
A医師　やばいことしちゃったなって感じました。
下坂　やばいことではなくて,この人の持ち味（人柄）が出てきたと思うんです。別にやばいことしてないでしょ,先生は。水曜日,木曜日これないことがどうして理解がないことになるかですね。水,木曜日は先生が指定したの？
A医師　はい。ゆっくり話ができる時間でやりたかったからです。
下坂　でも,旦那さんが都合つかなきゃしょうがない……。旦那さんもお仕事してるわけだしね。そして,「先生しか頼る人いないから,笑顔でやさしくして欲しかった」と言ってきたのかな？　この人の少し自分本位の甘えん坊なところが先生にも向かってきたんですね。おそらく,旦那さん,お母さんにも向けてたものでしょうけど。「先生しか頼る人いない」というのは先生に対する信頼感もある程度でてきているわけだよね。信頼感もでてきたから,今まで蓋をしていた生の感情が少し先生にも向いてきたんじゃないでしょうかね。そしてもう1つ,旦那さんが来てくれることを期待してたわけですよね。そして,先生と旦那さんが面接することを期待してたわけですよね。

別に全然やばくはない。こういうことは，むしろいい反応でしょ。わがままな人が，わがままを抑えてたってなんら良くなるわけではない。というのは，わがままの在り方をみせてもらって，それが段々とこなれていくということが治療です。この人の本性を見せてくれたわけだから，非常に幸せなことですよ。

司会者 患者は甘えん坊で，少しすがってくるような感じですよね。先生はどんなふうに感じるんですか。まあ，「やばい」という感じと，あとそこに少しかわいらしさがあるのか，あるいはむしろ気持ち悪いから避けたいなという感じなんですか？

A医師 私はこの頃は，患者によい感情を持っていませんでしたので，「何でこんな事言われなきゃならないんだろう」という感じでした。どうしていつも笑顔で話さなければならないのか，どうしてこの人の機嫌をとるようなことをしなければならないのか，ということで少し嫌な感じがしました。

司会者 機嫌を取って欲しいとわがままを言っている感じ？

A医師 笑顔で「どうしたの？」って言って欲しいと患者さんは言います。「どうしたんですか？」とは聞きますけど，笑顔で聞かなきゃいけないなんて嫌だなと思って。

下坂 この人の人間改造計画なんですよ。笑顔で「どうしたの？」と聞いて欲しい……。治療者改造計画ですよ。それと，患者に好感を持てないなというのは原体験であってそれはそれでいいんですけど，好感を持てない理由をもう少し明らかにしていかなければならないわけだよね。この人は治療者改造計画をするから，頭に来ちゃうわけですよ。だから，人間改造計画が来たなと思えば，おもしろくなる。患者が目下嫌いなのはいっこうにかまわないけど，嫌いな所はやっぱりこの人の押しつけがましいところにあるというところまで考えなければいけません。その押しつけがましさは生活史的に否定されて育ってきたからとも考えられますしね。ある程度学問的に捉えていくと，こちらのマイナスの感情が薄まってきますよね。良い意味で研究対象と思って，もう少しマイナスの感情を消化出来れば，「あーおいでなすったね」と思えるわけです。改造計画している人が治療者を改造しないわけがないじ

ゃないですか。

K医師 うつであれば休息させて「余計なことは考えずにゆっくりしてなさい」という考え方もあるわけですよね。もう1つは，この人のＡＣ（アダルト・チルドレン）の問題を掘り起こして，精神的な発達なんかをたどるという治療の在り方がある，自分で何やってるのかわからないんじゃないですか？

A医師 何やっているかわからない面もありましたが，とにかく薬を飲まして，休養させることは良いことだと思ってやっていました。

K医師 だからそういう時は，昔のことなんてほじくり返さないほうが良いという考え方もありますよね。このケースは細かく聞いている。

A医師 本人が話したがったんですけど。

K医師 それに対して「今はマイナス思考になるから考えないで，元気になってから考えましょう」と言って流すことも出来るわけでしょ。それが出来ない……だからうつではないという話になってくると思うんだけど，うつではないと思っているわけですか？　たぶん，操作する力が強くて，うつの生物学的対応だけでは収まらない人だから，操作なんかに対決していかなければならないという感じでやってるわけですか？

A医師 そういうつもりでやってみました。

下坂 僕は先生の生の体験つまり「勝手な奴だな」とか「あまり好きじゃないな」とかそれを大事にしていいと思います。つまりこの人の人柄の特徴が先生に向けられた時にそう感じるわけで，そこに少しこだわってあれこれ考えていく，そして質問していくんです。ですから面接で「先生にもっとやさしくして欲しかった」とかいう時に「そうして欲しかったのね」と受け止めておいて，「じゃあ人にどのようにしてもらえばあなたは満足出来るんですかね」と，この人が快適に思える人間関係というものをこの人の言葉にしてもらったほうがよい。それから，旦那改造計画，治療者改造計画だから，「旦那にはこうなって欲しい」「先生にはこうなって欲しい」「お母さんにはこうなって欲しい」という思いこみをたくさん本人から聞いた方がよいですね。少しお水かけをするなら「あなたは人に対して期待することが沢山ある

のね」なんて言ってみるといいでしょうね。またK医師が言うように，過去に触れたとしてもおそらく45分の面接ではそんなに深いところまでいかないですむと僕は思います。それからうつじゃないということはないわけで，過去の生活史とか人柄の障害に規定されたうつだと思います。ですから，両方あるんです。入局2年目でこういう人を持つと大変苦労します。苦労は無駄じゃないでしょうけどね。

第13回面接（夫との初めての合同面接）

（夫が15分遅れたことで泣きながら怒った）
（**患者**）いつも遅れるんだもん。待っているのに時間にルーズだし，約束もいつも守れないんだもん。（泣く）私は甘えたかったけど出来ずにみんな自分で背負ってきた。話し合えないなら，子供と私で生活したほうがまし。いろいろ言っても夫に理解してもらえなかった。お金の返し方，仕事の仕方，私への接し方……。何を言っても聞く耳を持たない態度がいや……。姑の愚痴を聞くことや，子供の事，お金の管理みんな私がやってきた。
（**夫**）言われてみればもっとも。今まで全然気にしていなかった。改善しなければならない部分もある。しかし，妻が納得してくれるところまで直るか？結婚前の自由な生活を変えることが出来なかった。
（**患者**）それだからこうなったんだろ……。
（**夫**）憎いか？
（**患者**）憎いよ……悔しいよ……。

下坂 15分遅れただけで怒るなんて，この人「待ったなし」だよね。待っている間非常にイライラするわけでしょ。待っている時の気持ちなんて聞きたいですよね。この人「待ったなし」で自分の思っていることが即実現しないと動揺する人かもしれませんね。しかし，この面接はなかなかいいですね。奥さんは目下他責的ですからね。自分を省みる余裕がなく，旦那さんをジャンジャン攻撃するし，実際，旦那さんもフリーカメラマンですから多少ルーズで，旦那さんにも問題があったんでしょう。旦那さんの方がそれを受けて

「反省しなければいけない点もある」と言っているわけです。ところで,「妻が納得してくれるところまで直るか」というのは何ですか?

A医師 「多少自分が直しても妻がそれで納得してくれるかどうか?」ということです。

下坂 旦那さんが自己改造するわけですね。しかし,奥さんが納得するところまで自己改造できるかってことですね。旦那さんは,奥さんに合わせて謝りぎみなわけですね……。それで,奥さんも調子が出て「私が病気になったのはお前のせいだ」って言うわけですね。そこで,旦那さんが「憎いか」と聞くと奥さんは「憎いよ,悔しいよ」と言うわけですね。結構な面接ですよね。ところで,先生はこの場で何か言ったんですか?

A医師 いいえ……その場に座っていただけです。

下坂 結構ですね。それでいいんじゃないですか。奥さんは不満とか憎悪を吐き出して,夫は少し反省する感じだったわけね。

第18回面接(夫,患者,看護師,主治医との合同面接)

〈入院して少し落ち着いたと思うが,考えてみたことを言って下さい〉

(**患者**)過去の色々な出来事についてどう思うか? 過去を反省して今後の土台にしたい。

(**夫**)俺は今のこと,先のことを考えたい。過去のことで妻が具合悪くなったのはわかるが,正直言って忙しい。今の生活を守ることで精一杯。妻を愛しているので,直すところは直したいが……。

(**患者**)やっぱり何もわかっていない。私は辛かった時の気持ちをわかって欲しい。自分を認めてくれないし,長女の不登校の時,心から相談したのに全く理解してくれなかった。

(**夫**)そんなに辛かったとはね。

〈御主人も理解してくれようとしているのは感じますが〉

(**患者**)形は頑張ろうとしているようだけど,心が伴っていない。私は甘えたくて結婚したのに,甘えたい時いつも出来ないなら結婚の意味がない。

(**夫**)お前の言っていることは理想だが,他人に見せられない部分を出せるの

も家庭だ。
（**患者**）でもおかしいや。私にはしっかりしろと言うが，自分はわがままばかり。

> 合同面接後の面接

〈面接の感想は？〉
夫の価値観について再認識した。しかし，昔よりはよい。もう少し地固めして彼とやっていきたい。でも，やむを得ない時は離婚も考える。今夫は長女に仕事の見習いをさせているが，それは評価している。

下坂 この面接も45分ですか？
A医師 そうです。
下坂 看護師さんはどんな役割をしてくれるの？
A医師 結構ベテランの方で，私が足りない時なんかに助けてくれるんです。
下坂 それはなかなか良いことですよ。どんな役割を果たしてくれたんですか。
A医師 この時は後ろに座っていただけだと思います。
下坂 先生が安心して面接できるわけですね。この面接もあまり介入しないで聞いていたという感じですかね。
A医師 はい。
下坂 そして，患者さんがいろいろ不満を言って，「過去を反省して今後の土台にしよう」と言うんですけど，旦那さんは「今現在が大切なんだ，自分は妻を愛しているので直さなければならないところは直す」と言うわけですね。そうすると患者さんは「何もわかっていない」と言うわけなんですね。また患者さんは「長女の不登校の時辛かったが理解してくれなかった」と言い，旦那さんは「そんなに辛かったとはね」と言うわけです。先生は少し旦那さんの肩を持って「旦那さんが理解しようとしているのは感じますが」と言うと「心が伴ってない」と厳しいことを言いますね。「私は甘えたくて結婚したのに，甘えたい時に甘えられないなら結婚した意味がない」と言うわ

けです。この部分は後で取り上げますか？「あなた甘えたくて結婚したとおっしゃっていましたね」と。

A医師 それはやりませんでした。

下坂 自分も甘えたかったけど，旦那も甘えちゃうということですかね。面接後の感想はだいたいプラスですね。上手くいかなければ離婚なんて言っているけど，合同面接はあまり悪いものとはみていないですね。

第24回面接

〈調子はどうですか？〉

夫と会わないと調子いいです。他の患者さんが言っていた「夫にもっと甘えたい」という言葉に動揺しました。2～3年前の私もそうでした。話しても理解してくれないので，イライラします。過去にどれだけ私が辛かったか，夫に理解してもらいたい。

下坂 「夫に会わないと調子が良い」とこの患者さんは言うけれども，夫が来ることを非常に待っていて，遅れるとイライラしたりしているわけですよね。ですからこういう時は「人間の気持ちは，1色じゃないので旦那さんと会わないと気持ちが乱れなくて良いというのと，旦那さんに会いたいというのと両方ありますよね」ということを問いかけてもいいんじゃないですかね。先生もそうだし私もそうですけど，気持ちって1色じゃなくて2色ですよね。患者さんもそうだから……。

面接の基本は「旦那さんと会わないと調子がいいと言いますけどそうですか，どういうふうに調子が良いのですか」とよく聞いて，「でも，会わないと寂しいこともあるんじゃないですか？」と逆のことを聞く。そして御本人の持っているアンビバレンスに焦点をあてることです。甘えたくて結婚した人ですから，常時旦那さんを引きつけておきたいし，旦那さんを思い通りに変えたい人なんでしょ。旦那さんが思う通りにいかないから，患者さんは動揺しちゃうわけね。ですから一本調子で何か言った時は，それに「そうなんだね」とまず合わせて，しかし違う気持ちも見つめさせて考えさせるのが面

接の基本です。

第25回面接（夫との単独面接）

（**夫**）仕事はかなり不規則です。朝6時〜夜10時位の仕事が続き，仕事が無い時は2〜3日暇。入院やここ数回の面接で妻が辛かったということが分かりました。今まで全く分かりませんでした。

司会者 ここで御主人だけと面接した狙いは何ですか？
A医師 夫婦でやると怒鳴り合いになるのと，夫からも少し事情を聞きたかったので。
下坂 怒鳴り合いになると，先生はどんな気持ちになるんですか？
A医師 私は別にどういう気持ちにもなりませんけど。
下坂 あーそうですか。結構です。怒鳴り合いを止めようとはしないんですね。
A医師 あまりひどくなると止めようとしますけど……。
下坂 45分だとホットになって怒鳴り合うかもしれないけど，15分位だと熱くならずに収まるという時間的な問題もありますよね。出来るだけ，「まあまあ」と止めないほうがいいですね。家ではもっとやってますからね。むしろ怒鳴り合いの現象をじっくり見せてもらったほうがいいですね。仲裁に入らずに時間を区切って「そろそろ時間だからここらへんで」と言って切るといいと思います。1時間面接だったら45分は怒鳴っててもらって，「そろそろお静かにお願いできますか」とか言ってね。まー良いですよ，この旦那さんとの面接は。旦那さんも「奥さんの辛さが分からなかった」とおっしゃっているわけですね。

第29回面接

〈**調子はどうですか？**〉
今日は調子いいです。気晴らしに買い物いっぱいしちゃった。20万円のコインを月5千円のローンで買った。ローンのことは夫には内緒。ルーズな人だか

ら銀行から引き落とされても分からないだろうけど……。ばれたら「あんたが私をうつにした代わり」と言ってやる。夫への当てつけです。だって子供の面倒もろくにみないで，その分私の母が子供の面倒みている。私の母が苦労してばかり……。
(この時手首に傷があるため問うと，転んだと言い張った)

下坂　20万円のコインってどんな物か聞きました？
A医師　はい。以前から欲しかった物だったということでした。
下坂　気晴らし買い，やけ買いですよね。まー気持ちはわかるよね……。男性より女性の方が良くわかると思いますが……。
A医師　はい。
司会者　今までも気晴らし買いとかよくしていたんですか？
A医師　いいえ。気晴らし買いはほとんどないですね。
司会者　じゃあ初めて……。
A医師　はい。
下坂　手首の傷は新しく切ったんですかね？
A医師　見つけたのはその時初めてだったので，病棟に入院中自分で切ったんじゃないかと思います。
K医師　以前にもアモキサンで軽躁になったことがあったんですか？
A医師　はい。
K医師　この買い物も軽躁のためではないんですか？
A医師　多少考えまして，薬を変更しました。でも計画的な買い物だったし，様子も普段と変わらなかったので調子が高かったとしてもほんの少しだと思います。
下坂　「清水の舞台から飛び降りたって感じかね」とか言って多少ユーモアを交えながら聞いてみるといいかもしれません。そうすることで買い物癖がひどくなるかというとそうではない。全然そういうことに乗っていかないとかえって駄目なんです。手首自傷でもそうですよ。だから，手首自傷でも細かくよく見てあげて，「すごく切ったね」とか「5〜6本切ってあるね」と

か現象にこだわることです。でも後で「跡になるからやっちゃだめよ」と厳しく言うこと。こちら側がまともに興味を示すことと，後でしっかりいさめることが大切です。

> **第44回面接（入室時泣きそうな表情）**
>
> 〈何かあったんですか？〉
> 夫が出張から帰ってきたのに連絡もくれないんです。病院の支払いもすると言っていたのに……。他の患者さんの旦那さんはもう少しまめに来てくれる。うちの場合は，私が連絡しない限り連絡すらこない。自宅に居ても連絡がこないのは，愛情がないからだ。
> 〈旦那さんの仕事はどんな感じ？〉
> 時間は不規則です。でも，夫は努力しないから時間がとれないだけ。
> 〈夫にどんなことを望みますか？〉
> もっときっちりして欲しい。全然連絡がとれない。具合が悪いのは夫が連絡をくれないせいだ。

下坂 これに対して先生はどういう返し方をしたんですか？「出張から帰ってきたのに連絡もくれない。支払いも遅れている」と言っています。これは，1つは甘えたいから結婚したということとつながるし，もう1つはお金の管理をきっちりしたいということにつながることですよね。いわば患者さんの泣き所ですから，その部分は押さえて繰り返し取り上げることが大切です。旦那さんからまめに連絡がないと不安定になるという現象を言語化して「旦那さんのサポートを得られないと不安定になるんだよね」と先生が患者に言う必要がありますよね。甘えたいために結婚した人なんですから。あとはお金の問題もそうですよね。それから「きっちりする，しない」の問題ですが，患者さんは自分で「几帳面ではない，完全主義ではない」と言っていますが，親しい他人に対しては，そういう事を要求する方なんでしょうね。親しい他人に対しては，うつ病の病前性格みたいになって欲しい人なんじゃないですか。要するに他者のコントロールですよね。強迫的な性格の人とか境界例な

んかは他者をコントロールしますよね。この人は強迫的なところが多分に境界例化しているわけですから、旦那さんを支配したいわけです。旦那さんにも問題があってかなり自由人のようですね。フリーカメラマンですから。

K医師 他の患者とのトラブルはないんですね。

A医師 ないんです。

K医師 それから、先生に「わかってくれない」と言ったのも1回きりですか。

A医師 はい。

K医師 先生が引いちゃってるからね、あきらめたんですかね？

A医師 あれから、私も患者の機嫌をとる感じになったのも確かです。他の患者さんとは、協調性を大切にした接し方をしていたように思います。

下坂 患者さんは他患との協調性を大切にするんですね。そういう能力はあるといえるし、うつ病の人もそうだし、境界例もそうですけど、ある面では大変他人と上手くやる。短期間はね。他人の評判を非常に気にしますからね。

司会者 この辺りは家族面接が無いですよね。これは、どうしてですか？

A医師 夫婦面接をすると、怒鳴り合いになるので一時中断という形になっています。

下坂 先生は怒鳴り合いに何とも感じないんじゃなくて、怒鳴り合いに弱いわけですよ。2年目の精神科医ですから怒鳴り合いに弱いのは当然ですけど、看護師さんに同席してもらうのはどうでしょうか。怒鳴り合う家族面接を悪い面接と思わない方がいいと思います。第三者がいる前での怒鳴り合いは決して悪いことではないです。そして、それなりの理由があるわけですから。これまでも、同席面接で怒鳴り合った後、患者は気分が悪くもなったけどスッキリもしてるわけでしょ。旦那さんも自分の態度を直したいと言ってるし、怒鳴り合いだけでも成果はあるんですよ。ですから、怒鳴り合いの夫婦面接を僕は良いと思います。先生恐かったら、看護師さんに入ってもらったらいいですよ。

> 第45回面接（入院によって夫とのコミュニケーションがほとんどなくなっており，退院に結びつかないため夫を呼んで面接）
>
> **（夫）** 本当に忙しくて連絡出来ないんです。妻は連絡することを望んでいるようですけど。しかし，この6カ月間で自分が妻に対して無関心だったと感じました。これからも，彼女と一緒にやっていきたい。僕が大雑把な分，彼女が細かいところをやってくれていたんでしょう。今になって女は難しいと思いました。しかし，彼女は先生にどんなことを言いますか。僕には「僕が見舞いに来ないから退院出来ない」程度のことしか言いません。
>
> 〈夫婦の会話なんかはどうですか？〉
>
> **（夫）** 会話がないというよりは，その機会がないという感じです。病院の方が居心地いいようで本当に治りたいのか心配な時もあります。

下坂 これ先生と旦那さんの面接ですよね。やっぱり旦那さん呼んだときは，患者さんも一緒に面接した方がよいかもしれない。患者さんに少し肩入れする必要もあると思うんですけど。旦那さんが糸の切れた凧のようになってしまうのはどの位の期間なんですか。

A医師 1～2週間程度だと思います。

下坂 患者にとっては1～2週間って，とても大きいでしょうね。旦那さんが病院に電話をかけてもいいんですよね。電話連絡位どうですかね。病棟管理上まずいことがあるんですか？

A医師 別にないんですけど。病棟に電話が設置されるのが，朝6時～夜9時までなんですけど，「その時間内に電話が出来ない」と旦那さんは言うわけなんです。

下坂 「それは少しおかしいんじゃない」と旦那さんにちょっと言ってみても良いんじゃないですか。だって旦那さんだってトイレに行く時間位あるわけでしょ。それは少し旦那さんにお灸を据えて「奥さんは色々しっかりやってきたけど，少し甘えん坊なところもあるから，週2回位の電話はしてあげてください」と言って少し奥さんの肩を持ってあげてもいいんじゃない。そうすべきだと思いますね。

1. 夫の改造計画を企てた女性　19

> 第53回面接（外泊中に手首を切ることがあった）

〈外泊は急に決まったの？〉
先週に夫と話し合って決めた。娘の音楽会があるから。
〈外泊中に手首を切ったと聞いたけど〉
夫の親戚が病気でここに入院している。外泊当日に夫の両親が見舞いに来ると聞いた。自分のテリトリーが侵されるような気がした。
〈あなたのとこにも見舞いにきたの？〉
見舞いに来る予定も，家に来る予定もなかった。でも，どうしてこの病院に入院しなければならないのかと思った。
〈あなたに会わなくても？〉
はい。
〈夫の両親のどこがそんなにいやなの？〉
○○家の嫁として認めてくれない。葬式が4回あったが1度も出席させてもらえない。
〈どんなふうに切ったの？〉
1時間位かけて少しずつ切った。血管がピクピクしていた。
〈**嫌なこともあるでしょうけど，自傷しても解決しないし，手が何本あっても足りないですから，やめてください**〉

下坂　最後の「手が何本あっても足りないからやめて下さい」というのはなかなかいい介入です。患者は以前「血を見て安心する」と言っているでしょ。この部分はもう少しよく聞いて，手首自傷の現象論をする必要があります。もう1つ，夫の親戚が同じ病院に入院して，「自分のテリトリーが侵される」と感じたんでしょ。ここは大切なので「あなたのテリトリーが侵されるって？」ともう少し詳しく聞いてみるといいですね。要するに自分のテリトリーをちゃんと作って，その中に余計なものがいらないようにして，自分の思うように行動していきたい，そして自分のテリトリーには自分のお好みの人だけ入れて，その人達を自分の思うように動かしていきたいところがあるんですね。だから，このように「テリトリー」なんてことをおっしゃるわけ

です。患者さんは前より細かい表現ができるようになっていますね。

> 第54回面接（妻が手首を切ったということで夫から主治医に面接希望あり）
>
> （夫）本人は，僕の母がいやでやったと言っていましたが，そんなに仲が悪いとは思えない。葬式のことも，3回は遠い親戚で僕も出席しなかった。

下坂 この面接は妻が手首を切ったということで夫が来たわけですね。旦那さんは手首切り対策をしたいわけですよね。手首切り予防について話し合いましたか？

A医師 話し合ってないです。

下坂 話し合って欲しいですね。この家は実母と患者連合で，旦那さんは「悪」だぞという結びつきがありますね。先生はもっぱら旦那さんの方を呼んでいますよね。旦那さんの方が話が通じるということもあるでしょうけど，先生は患者さんと話すより旦那さんと話す方が快適なんじゃないですか。図式的にいうと患者と実母が連合して旦那をやっつける，その旦那さんを呼んでその話を先生がよく聞くということになると，旦那―治療者連合がへたすると出来かねませんよね。実際は患者と旦那が連合していって，実母には少しあきらめてもらうということが大切ですね。旦那さんと面接することは，会い方にもよりますけど，患者―実母連合と旦那―治療者連合を強化する可能性もあります。ちょっと要注意ですね。実母をあきらめさせるには，実母を呼んで旦那さんの悪口をじっくり聞いてあげて，表面的でいいから「なるほどね」と言ってあげることを2～3回やるのもいいでしょう。そうすると実母の不満が少し減るかもしれませんね。そして，患者さんと実母の癒着が少し離れるかもしれません。色々なやり方があるでしょうけど。

どういう状況で手首を切るんですかね。旦那さんが音信不通ぎみの時はそうでしたね……。先生との関係で切った事はありますか？

A医師 それはないです。

下坂 手首のことで旦那さんがあたふたやって来たんだから「奥さんは少し

甘えん坊さんで独りぼっちに弱いということがあるので，旦那さんと疎遠になったということが手首を切ることと，ある程度関係している可能性もある」と言ってもいいですよね。「電話連絡なんかを終始したほうがいいかもしれない」と伝えるとか。しかし普通はそれだけのことで手首なんか切らないわけだから，生い立ちとか人柄が関係しているわけでしょうけど，自分の存在感なんかがはっきりしなくなるような時，手首を切って血を見て安心するということがあるのかもしれません。

第64回面接（仲の良い患者が退院した）

〈○○さんも早く退院出来るといいですね〉
入院して良かったことがある。夫が私の方に少しでも目を向けてくれるようになったこと。以前は家で何もしなかったが，私が病気になって少しでも動いてくれるようになった。子供達の気持ちを考えたり。何より家族の大切さをわかってくれたみたい。

〈入院して悪かったことは？〉
家族がバラバラになったこと。しかし，夫に反発して家を出ていた娘も自宅に帰ってきて少しずつ解決している。

〈最近夫とは？〉
1日1回は私から電話している。他人の言葉では落ち込まないが夫の言葉には被害的になってしまう。落ち込むことが多い。

〈何ででしょう？〉
身近な人でわかってもらいたい気持ちが強いからかな。

〈母の言葉は？〉
よく夫の悪口を言うが，今は私もその悪口を肯定するしかない。そうすると夫の良いところも見つけられなくなるので，母に「悪口は離婚して欲しいと思っていないなら，やめてもらいたい」と言いました。

〈夫との離婚はどう思う？〉
退院して生活してみないとわからないけど，夫も少しずつ変わってきたし，1～2年生活してみて折り合えないなら考える。私も後悔したくない，離婚はい

つでもできるから。今の状態が続けば良いけど，また元に戻るのが恐い。
〈夫は仕事もあるし，いつもやさしくは無理かもね〉
わかっています。

下坂　急速に介入が上手くなってますね。それと，患者自身が実母に「あまり夫の悪口を言うな」と言ったわけですよね。実母が入院したのがかえって良かったのかもしれません。実母はもう先が長くないのかもしれないよね。そういう点で少し自分自身の見直しとかお母さんとの関係の見直しが，実母の不幸な病を通してできたのかもしれないね。

入院から11カ月後本人の希望で退院した

下坂　最初はこの人に対してマイナスの感情を持っていたようですが，段々面接時の介入が上手くなっていますね。先生の方で少し気持ちが変わりましたか。
A医師　最初は会うのが重荷でしたが，途中からはそういう気持ちは無くなりました。
H教授　どういうところが重荷だったんですか？　攻撃性はほとんど旦那さんに向いて，先生に向いたのは数回ですよね。
A医師　患者の受け答えや態度が恐いんです。ふてくされた態度で，しゃべり方もぶっきらぼうで「調子はどうですか？」と聞くと「悪い！」という感じです。あとは私に攻撃性が向いた時から，何か言ったらまた手首切られるんじゃないかという恐れも持っていました。
下坂　これは恐いと同時に甘えも含まれています。この人36歳でしょ。この答え方は少し子供ちっくですよね。甘えを含んだ恐さですよね。
K医師　手首を切った時先生は巻き込まれなかったというか，引いていたようですが，病棟の看護師さんや他の医師から圧力もあったでしょ。入院中手首を切ったんだからそのような状態の中でみんなが冷静でいられるわけもなくて，「なんとかしろ」と言う人もいるだろうし，管理上の問題について問われることを心配する人もいるだろうし。その中でも巻き込まれずやったと

いうことは，私はよく分かりません。先生の強さかもしれないけど，鈍さかもしれませんね。そういう事は起こらなかったのですか。

A医師 起こりましたし，私自身も不安でした。しかし，薬と行動制限を変えること，夫と話をして，患者には「そういうことはやめてくれ」ということなど出来ることはいくつかしかありませんでした。

下坂 この患者は「主人改造計画」をしたい人ですから，先生がある程度ビビッてくれて患者さんにやや迎合したということは，良かった面もあるんですよね。巻き込まれまいぞ，迎合しないぞという視点と，その反面患者は非常に「思い通り」にしたいお方だから，患者の方からすれば，先生が少し手の内に入ってくれて少しビビってくれたことが良かったんだと思います。

　手首自傷に関しては，「血管ピクピク」というところが患者は嬉しいわけでしょ。「血管ピクピクね」なんて言ってよく聞いてみたらいいと思います。病院管理上は困るけど患者にとっては生きる印があったわけでしょ。

　この患者の最終診断はどうなったんですか？

A医師 人格障害的要素を含むBP II ということになりました。

下坂 退院後は先生どのようにやってるんですか。

A医師 週1回20〜30分位の外来でやっています。

下坂 入院の時よりは時間が短くなるわけですね。患者には「少し短くなって20〜30分位だよ」と伝えてありますか？

A医師 いいえ言っていません。

下坂 そうね……結構大物だからね。時間は30分は欲しいですよね。今までは45分でしょ。あんまり差があってもいけないね。30分は欲しいですね。それから，退院の時点で自分がどうなりたいのか，旦那さん，お母さんにどうなって欲しいのか聞いて，こちらの応援目標を再確認してしきり直しをすることも必要です。

　入院中の家族面接に関しては，じっと聞いているという介入の仕方は良かったと思います。要するにホームドラマを見せてもらうつもりでやってみたらいいと思います。しかし，あるいはこの修羅場がもっとあると良かったと思うんです。修羅場でガンガンやるのは，手首自傷の後にスカッとするのと

同じ位の効果がありますよね。まあ，45分の修羅場は少し収拾がつかなくなるかもしれませんけど，その後に「ちょっと待ってくださいね」と切って，残りの15分は旦那さんの言い分と患者さんの言い分を先生がまとめてみて，「こんなふうに違うんだけれども，双方の立場はそういうことなんですね。覚えておきますよ」といって納めるのが一番簡単なんですね。先生はわりと家族面接を多くとったことが良かったと思います。手首自傷にも効果があったんではないでしょうか。もっとも行動化というのはそれ自体回復に役立つプラスの面があります。

H教授 旦那さんへの攻撃性を，育った環境や親との関係といった生活史的な問題と少し結びつけてあげたほうが良いんじゃないでしょうか。

下坂 それはごくごくゆっくりでいいと思います。今の現象として「甘えたいんだよ」ということを取り上げていくのが先でいいと思います。旦那さんも職業柄かどうか，わがままなところもあって，似たもの夫婦というところもあるでしょ。先生の「旦那さんも仕事があるし，いつもやさしくは無理かもね」というところは，患者さんの甘えたい欲求をよくわかった発言ですよね。程がいいと思います。もっと言うなら「いつもやさしくして欲しいのね，私にもいつも笑顔で接して欲しいと言ったでしょ。だいたいみんなそうだよね。あなたはそういう気持ちが強いほうだよね。でもいつもは無理だよね」という感じですかね。そして，やがてH教授がおっしゃるように，生い立ちの問題に少しずつつなげていくといいと思います。

司会者 そろそろ時間ですが，主人改造計画と言っていましたけど，患者が改造されたのか，旦那さんと先生が改造されたのか，誰も変わらなかったかも……？（笑）

A医師 旦那さんと私は改造されたと思います。

下坂 この患者さんの改造計画は成功したんですね。相当名人ですね。

H教授 旦那さんはいい人ですね。少し鈍いところもあるようだけど。

下坂 丁度良いじゃないですか。これで敏感でいちいち反応していたら大変ですよ。改造計画したい人は，他人がちょっと変わってくれるだけで嬉しい

でしょうし。そして改造計画が成功したら，自分も少し改造されちゃったんですよね。それは，強迫的コントロールの不思議なとこですよね。コントロールしようとしてコントロールされてしまうというか……。まーこれからが大変そうですけど，工夫してください。

司会者 それでは，終わります。

■**症例の薬物療法**

　気分安定と衝動性のコントロール目的でテグレトール600mgを使用したが効果は不十分であり，セレネース4.5mg，ヒルナミン25mgを組み合わせてようやく落ち着いたという印象だった。抑うつ状態に対してアナフラニールやアモキサンを25mg～100mg使用したが，自傷行為などの衝動性をあおっただけという感じがあり途中で中止した。全体的な印象としては，テグレトール，メジャートランキライザーが効果的であったと思う。

■**担当医による感想**

　最初この患者は面接で何を質問しても，夫の悪口ばかりで私もうんざりしていた。夫との家族面接も入院中に何回か行ったが，いつも患者が感情的に怒って最後は怒鳴り合いになるといった感じで，私もその場でどう対処すればいいかなど，夫への同情心，面接後アクティングアウトするのではないかという心配など複雑な気持ちであった。初めはこんな感じだったので1日1日を乗り越えることで精一杯で，本当によくなるのか，これからどうすればいいのだろうという不安が常にあった。今になって思えば，抑うつ状態や人格障害といった病態の表れであったと冷静に考えられるのだが，当時はそんな気持ちで治療していたので，面接もぎこちなくて，それがまた悪循環になっていた。途中から夫の悪口を言いながらも受容的な態度も見せはじめ，何となく面接でも息が合ってきたので多少余裕を持って治療にあたることができたが，これは薬が効いてきたというのは勿論だが，数十回にわたる面接でそれなりに私との関係が出来たからではないかと自負している。しかしながら，この入院自体が患者さんの「夫改造計画」に加担していたのではないか

とも考えられるようで気がかりである。今後外来でどうやっていくか，思案しているところである。

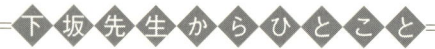

　この症例のように，自分のあり方・対人態度の特徴を「夫の改造計画」という表現で明瞭にしてくれていることは，治療者にとって有り難いことです。もっともどの症例に対しても，彼らのささいな言動にも目がとどくように心がけていれば，それぞれの患者の治療に役立つキーワードを見つけ出すことができます。もちろんそれは使ってみなくては，役立つかどうかはわかりません。治療者がキーワードだと思った言葉を患者に投げかけたとき，同意にせよ反発にせよ，まず手応えのある反応が返ってこないときには，それは見当はずれのキーワードであるかもしれません。

　他の患者や治療スタッフが，患者の特徴をあれこれ言うことがある。それは悪口めいたものになりがちですが，そうした批評も洗練させれば，治療に使える場合もあると推測しています。

2. 家庭内暴力を伴う過食症の1例

症例 30歳，女性，X年1月8日第1回任意入院。
入院時診断 過食症
家族歴 両親と本人の3人家族。近所に妹一家が住んでおり，実家の自営業の手伝いをしている。
遺伝負因 母の姉が育児ノイローゼで精神科に受診歴がある。
既往歴 小学生の時に胃腸障害で入院歴あり。
病前性格 本人いわく優柔不断，短気，神経質，母が言うには反抗的で自己中心的。
常用物 昨年末ぐらいまで，タバコを1日30本程。その後は禁煙。アルコールは機会飲酒程度。
生活歴 埼玉にて出生。幼稚園から小学校中学年頃までは手の掛からない素直な子供で，出来がよく，母の「希望の星」だった。中学生頃から両親に反抗的となり，家に寄り付かず，友達中心の生活になる。普通科高校を中の上の成績で卒業後，単身上京し，有名ホテルでウエイトレスをしていた。高校生の頃からその頃まで体重は55キロ前後で，大きな変動はなかった。身長は154センチ。25歳時，ウエイトレスを辞めて1年間ワーキングホリデーでオーストラリアに旅行に行く。帰国時57キロ。帰国後は埼玉の実家に戻り，事務職に就くが5カ月で退職。別の会社で事務をするが，半年程で自ら退職。その後，女子高時代の親友の父が経営する会社に親友とともに事務職として勤務。4年後，親友は会社に残るが，本人は不景気を理由に解雇された。その後アルバイトをするが長続きせず，X−1年より無職。
現病歴 X−3年12月，交際していた男性と別れた後，食欲が低下。それを機会に減量を行い，42キロに瘦せる。その後過食に転じ，やがて自己誘発性嘔吐を行うようになる。最初は家族に隠していたが，やがて母に自ら知らせる。母は過食嘔吐を止めた事は1度もない。X−2年1月，大学病院2カ所をそれぞれ1，2回受診するも，自己中断。4月頃過食嘔吐は自然に治ま

る。11月末に親友と一緒に勤めていた会社を不景気で解雇され、ほぼ同時に親友から絶交を言い渡される事となり、過食嘔吐が再開する。過食嘔吐のパターンとしては、時間には関係なく3度の食事とは別に、嘔吐する目的で菓子パン15個、スナック菓子など、炭水化物を好んで摂取し、嘔吐していたが、嘔吐は時間がかかり、ほぼ1日中吐いているような状態であったという。思うように嘔吐ができないと、家の中の物を壊したり、母に暴力をふるうようになった。母によると、過食するための食料を母に買ってこさせたり、母の対応が悪いと土下座させたりしていたという。父は仕事中心で家庭を顧みず、患者の事も、母を通じて知ってはいるが、現在に至るまで関与はしてこない。X−1年2月に当院を紹介され、入院予約をしたが、入院時面接が終わった時点で、本人からキャンセル。その時の体重は48キロ。その後、他院に通院を開始し、5月頃、1人でマウイ島に6日間旅行に行く。帰国後、暴力は収まったが、退行が目立つようになり、スキンシップと称して過度に母親に甘えるようになった。過食は依然続いており、体重が増加し、太った姿を他人に見られる事を嫌がって、友人からの電話も居留守を使うなど外部との接触を断ち、自宅にこもりがちとなる。11月、当院に再度入院予約を入れた後、やや落ち着きを見せ、11月から嘔吐はほとんどしなくなった。

下坂 今あげた所で、こういう所ではみんなに注目してほしい、自分も注目しているという所を言ってみて下さい。

B医師（主治医） そうですね。私が一番驚いたのは、かなり後半になってからなんですけれども、この方が一番過食嘔吐がひどかった頃、お母さんに対して非常に暴言暴力があったんですけれども、それをお母さんの方も私には最初の頃おっしゃっていなかったですし、ご本人もおっしゃらなかったです。この方、病棟内では非常にスタッフやほかの患者さんに気を遣う方なんで、怒鳴っている姿とか暴力をふるうという姿とか、思いつかないような感じの方なんです。なのでこれには驚いた、というのがあります。

下坂 まとまったこの人の姿と、お母さんに凄く暴力をふるうのがぴったりこなかったという事ですが、まあ私は摂食障害をたくさん診ていますと、ほ

とんど皆さん，暴力とまではいかなくても，暴力の一歩前，暴力まがいという人が最近多いですね。最近というか昔もあったけれど，最近はもう例外ないぐらいです。なかなか言わなかったというのは説明がつきますか。
B医師　どうして教えてくれなかったのと後で聞くと，聞かれなかったからというふうに言いました。
下坂　それはまあ自分に都合悪いからね。お母さんも言わなかったんですね。
B医師　そうですね。
下坂　口止めしていたかもしれないですね，お母さんに。
B医師　お母さんは私に教えて下さった後も，こんな事は絶対A子には黙っておいて下さいと言うので。
下坂　それはお母さんに，そんな事話したら，私はもう行かないからとか，親を脅迫しているような例が非常に多いんです。
司会　何かこの経過でご質問やご意見などございますでしょうか。
K医師　この年になってお母さんにスキンシップというのはどういう。
B医師　例えば肩が凝ったといっては肩を揉ませたりとか，くっついて寝たりとか，そういう事です。
下坂　まあ摂食障害は特にそうですけれども，精神障害は，多かれ少なかれ退行する訳です。べたべた状態をある時期続けると，好転することも多いですね。ただ，暴力とべたべたと交ざっていたりする時，お母さんは疲れるのですね。これも摂食障害の場合，特徴的な行為ですね。
K医師　こういう過食症の人は，枠がはめられるから，なかなか入院したがらない人が多い気がするんです。この人は，どういった事で入院を決定したかという事なんですけれど。
B医師　ご本人の意思でです。ご本人が入院するとおっしゃって，今回いらっしゃいました。
下坂　過食の人は案外入院したいというのは多いですね。やはり入院すると過食は止まるかもしれないという期待と幻想を持っているんですね。実際入院してみると簡単にはいかない。
司会　それでは先をお伺いします。

■入院後面接

入院時面接（1月8日）

B医師 お母さんと妹さんが付き添ってこられたのですけれど，本人だけで面接をして貰いたいという希望がありまして，そうしました。その時，身長154センチで体重は65キロ，一昨年入院予約を入れてキャンセルした時に比べて17キロ体重が増えていました。髪は茶色に染めてたのですけれど，お化粧は全然していなくて，顔には吹き出物が目立ちました。表情は冴えず，質問にも聞かれた事にだけ答えるといった感じでした。入院について望む事は，食べ吐きをなくしたい，不安になるのを治したい，とにかく将来の事を考えると漠然とした不安になる，友達から連絡がくると会いたくないので気分が悪くなる。入院中の食事はどうしましょうかというふうにご本人に聞いてみたのですけれど，特に希望はないという事でしたので，常食からスタートして，間食は禁止という形にしました。その後，お母さんからお話を聞いたんです。お母さんがその時おっしゃったのは，患者さんがべたべたと甘えてくるという事に驚きを感じていらっしゃるという事をおっしゃっていまして，ご本人が入院するという事に関しましては，これだけちょっと私にべったりなんで，私がいないとA子も寂しがるんじゃないかと思って心配なんですという事をおっしゃっていました。

下坂 本人面接と母親面接，併せて，時間はどのぐらいですか。

B医師 2時間半ぐらいです。

下坂 摂食障害などは，ここが重要なところで，私だったら，あなたの言い分と，側面から見ているお母さんのご意見とまとめて聞きたいから，一緒はどうかなと，そこで言うでしょうね。それでも嫌だったらば，初めにあなたと1時間ぐらい会って，あとでお母さんに入って貰いましょうかと言います。別々に面接しなければ，本人とお母さんの，いろいろな行き違いもよくわかるし，それから本人とお母さんのコミュニケーションがすぐわかる。いい子だと思っていても，お母さんがいろいろ話し出してくると，表情がきつくなったり，お母さんへの鋭い言葉が入る可能性が非常にあるんです。そういう事が一挙にわかります。それでしかも省エネで2時間半も話さなくてもいい

かもしれない。今度なさる時は，特に入院時初診は，ぜひ同席をやって下さい。

それから，面接の仕方はいいと思いますが，お母さんの面会については先生はどういういう方針なんですか。

B医師 お母さんも治療に加わって貰おうという感じです。

下坂 本人としょっちゅう会えるような形にしたんですね。僕はどちらかというと，家庭環境と入院環境ががらっと変わらない方がいいと思うんです。良かったと思います。

第1回面接（1月12日）

家にいたい，普通になりたい。
〈あなたにとっての普通って？〉
元気で明るくて，こんなに太っていなくて，仕事もちゃんとしていてって事。
〈どうしたら普通に近づけるのかな？〉
性格が変われば普通になれる，性格さえ変えれば，友達にも会えるような気がする。
〈いつぐらいから，こんなに自信をなくしてきたの？〉
太り始めたのと一緒という事だと思う。過食があっても，太る前は友達とも会えた，肥満になったのと同時。
〈入院決まってから過食収まっているけれど，どうしてだろうね？〉
それまで逃げ場がなくてイライラしたんだけれど，居場所ができた気がして止まったんだと思う。あと，ここでしたらもう終わりだっていう気がしているから。
（そのあと，解雇された時の話を聞きました。「明日で終わりって言われて，凄くショックで，その次の日に友達同士の飲み会があって，私は行かなかった。」それはそんな気分になれなかったから断ったそうなんですが，それを親友が怒ってしまって，「私だったら出るよって」。友達としては裏切られたって感じたそうで，それ以来，「ちょっとやっていけない」と親友の方から言われてしまったそうです）

第2回面接（1月14日）

帰りたくなっちゃうんですよね。やっぱりここって病院だから，ちょっと変わっているっていうか。(この後，色々な話題が出る)

〈仲良かった友達は痩せていた？〉

私と同じ位だった。

〈あなただけ太ってきちゃって，その友達に負けてきた気持ちはある？〉

あるかもしれない。

〈食べて吐く時に，友達の事考える事あった？〉

あった。想像的にばかにされているようなイメージがあったり。

〈ばかにされている感じがする？〉

会っていないけれど，実際そうなったら……。(黙り込む)

(面接後，ナースステーションまでやってきて，「頑張ったら1カ月ぐらいで退院できるでしょうか」と訊ねにきました。この頃からしきりに退院の事を気にしていました。)

第3回面接（1月19日）

外泊はまだ早いですか？

〈まだ早いと思うけれど，どうしたの？〉

ただ寂しいから家に帰りたいというのと，ここにいると退院の事ばっかり考えてしまうから，家に帰ると，家の悪い所がわかって入院続けられると思うんです。

〈ちゃんと治療する気ならまだ早いと思うけれど〉

通院じゃまずいですか？

〈通院でうまくいかなくて入院したんじゃないの？〉

通院だと通うの遠いし，1度入院してみたかったし。でも，入院してみてどういうものか分かったし。

〈ここだって通うの遠いよ〉

でも，遠くても通院する方が，今より気分がいいと思うんですけれど。家から逃げたくて，友達から連絡来るんで入院したんで。

〈じゃあ退院したら同じ事じゃないの？〉
それでも家にいる方がまし。入院のつらい所はみんな病人だから馴染めないっていうか，雰囲気が暗い。
〈ここは治療する所だから，楽しい所だったら変だよ〉
いつ頃になれば外泊できますか？
〈あなたの目的は治療する事じゃなくて，外泊する事なのかな？〉
今はその事で頭がいっぱいで。
（この夜お母様から電話があり，主治医にきつい事を言われて落ち込んでいると本人が言っていたとの事でした。）

下坂 いい面接をしている。辛口ですね。辛口が必要です。
　性格というふうにおっしゃっていましたね。性格が変わる，変わらない，これはどんな意味なんでしょう，痩せると性格も変わるというような感じなんですか。
B医師 見栄っ張りなんで，太っている自分を人に見せられないから，太った事で悪循環になってしまったんだと言っていました。
下坂 性格が変わればと皆さん言いますよね。それでお困りの点もあるけれども，それぞれあなたの個性であるから，性格を変えなければならないというふうに思うのはちょっと，というお説教が入ってもいいかなと思います。
　頑張ったら１カ月ぐらいで退院できるでしょうかと尋ねてきましたよね。どういうふうに思いましたか。
B医師 ３カ月ぐらいが目安になる人が多いけれどねという話し方をしたような気がするんです。だから，１カ月ではまだちょっと中途半端に終わってしまうと思うんだけれどねと言って，また同じ事の繰り返しになってしまうと勿体ないよねと言ったと思います。
下坂 「頑張ったらって，何を？」というふうに聞いてみたら良かったね。それから，馴染めないというのに，びっくりしたけれどねと。あなた馴染めるとか馴染めないとかという事が大事なのね。だけれど，こういう所に入ってきて馴染めないというのは，いわば当たり前みたいな事で，馴染めない環

境を我慢する事は非常に大事な事かもしれないというような，お説教もいいかもしれない。この方は友達がどう評価するかによって，随分揺れ動く方ですか。

B医師　非常に。

下坂　それだったら，馴染めない所に踏みとどまるというのは，意味があるような気がするとも言えますね。ここは治療する所なんだから，楽しい所だったら変だよと，あなたはいい事を言っています。ただ，時間をかけた方がよくなるとおっしゃったらいいんじゃないでしょうかね。

H教授　お母さんの話すのを見ていると，お母さん自身がうつ病だったのかなと，そのせいか，落ち込む事に非常に過敏じゃないかとか思うのです。

B医師　何度かお会いするうちに，お母さん自身が教えてくれたんですけれど，お母さんも患者さんが荒れるようになってから，近所のお医者さんにかかって安定剤をずっと貰って飲んでいるというふうにおっしゃってました。

H教授　荒れたり過食したりするのも困るんだけれど，一番恐れているのは，落ち込んで自殺する事ではないですか。そこまではっきり口には出さないけれど，自分のうつとどこかでオーバーラップしているのではないですか。

下坂　あとね，摂食障害の人は，いささかサディスティックなんですよ。H教授がおっしゃったような落ち込み，その落ち込みという事が殺し文句になる事が，何となく分かっていて，もう私落ち込んだ大変だとかというと，お母さんが心配するという事を意識しているのかもしれない。

第4回面接（1月26日）

（他患との交流も見られ，笑顔も多くなっていました。恋人と別れた状況について語って貰おうとしたんですけれど，友達と駄目になった時の方が何倍もショックだと言っていました。彼氏と別れてから落ち込んでいた患者さんを，関係が悪くなった親友というのはずっと励まし続けてくれたそうなんですけれども，患者さんがいつまでもぐずぐずしていたので，友達は患者さんの事を嫌になったんだと言っていました。）

〈今まで死のうとした事は？〉

彼氏と別れた頃はずっと死にたいと思っていて，右手首を何回か切るぐらいで血が滲む程度，カミソリだったかな。2度目は過食が全然止まらない時期だったから去年の2月頃かな。お母さんに暴力をふるったり，荒れてた時期。苦しくて，死にたいって包丁を握り締めてみるぐらいで，怖くて刺したりはできなかった。

第5回面接（1月29日）

〈太っちゃう事がいけない事なのかな？〉

ちょっとここまでっていうのはいけない気がしている。よく母が，それでも元気に働いている人いるって言うんだけど，私はそういうふうにはできない。そういう人とはどこか違うと思う。見栄っ張りだからという性格の面で，自意識過剰みたいになっちゃって，太っている自分がすごい嫌なのか。誰でも10キロぐらい太ったらなるような気もするし。

〈痩せていた時と，どう違うんだろう？〉

まあ服かな。今，着れる服ないから。着れる服ないとどこにも行けないし，誰にも会えないし。

〈どんな体型だったらとかは？〉

坂井真紀みたいながりがり，男の子みたいな，そういうのがいい。

〈ふーん，女っぽいよりは少年っぽい方がいい？〉

とにかく肉はなければない方がいい。

第6回面接（2月2日）

B医師　1月30日に外出して初めて友達と会ってから，落ち込みが認められ，朝から泣いていました。漠然と不安になったと言っていました。外出する時は友人にどう思われるか，かなり気にしていた様子です。「今は入院している人に限らず，誰と会うのも辛い」。この面接をしている途中に，ちょうど隣の部屋で診察中の別の患者さんが泣き始めると，「かわいそう」と，本人も泣き出してしまいました。その時は面接もほとんど終わり頃だったので，その後は話にならなくて，そこで終わりました。その翌朝，9時過ぎぐ

らいに，私が病棟に行ってみると，自室で大声で泣いていました。「何でここにいなくちゃいけないの，私なんにもしていないのに」と，布団をばんばん叩きながら泣いていました。

第7回面接（2月5日）

B医師 面接の予定で，この人の部屋まで呼びに行こうと思って行くと，お母さんがたまたま面会に来ていたんです。ちょっと良くなかったのかもしれないのですけれど，せっかくお母さんも来てくれているから，一緒にお話してみましょうかというような事を私が言うと，本人が拒否しました。理由を聞くと「私が動揺しちゃう，お母さんはそう思っていたのかって」。お母さんは患者さんの電話での発言，相変わらず悪い事しか言わないですけれど，それに振り回されていまして，不安が強く，「私が代われるものなら代わってやりたい，痩せればこの子はよくなると思いますから，食事のカロリーを落としてやって下さい」というふうに，お母様の方から，私に頼んできました。

第8回面接（2月9日）

〈お母さん，かなり参っていらっしゃるみたいだけれど〉
心配かけすぎているかもしれない。でも絶対私の意見を優先するというか，私が頑張ろうとしているのに，それを止めさせようとか，そういう事はないから。どうしても外泊したい。（執拗に訴える）
（「外泊しちゃ駄目ですか，どうしても駄目ですか，あーあ」と，溜息をつき続けるというのをずうっとやられ，あまりにもくどかったので，じゃあお母さんに暴力をふるわないという事を条件に許可をしました。）

下坂 外出して友達と会ったら落ち込んだでしょう。これはどういうふうに思いましたか。
B医師 ホテルに勤めていた頃の友達で，手紙のやり取りなんかも前からしていた友達みたいで，せっかく東京に出てきているんだったら会いましょうよという話になって，それで会う事になったんです。

下坂 これも一般論だけれど，友達が元気よくやっている，目覚しく働いている訳で，そうするとわが身の情けなさを痛切に感じますからね。友人と会えば大体悪くなってきます。だから，人と会ってもいいけれど，気分は悪くなるよと，そこは覚悟しておいた方がいいよという事を言った方がいいですね。それから，あんまり状態がよくてハッピーで，とんとん拍子にいっている友達と会うのは多少問題があるよ，友達を選ぶ必要があるよと，釘を刺す必要がありますね。

朝から，漠然と不安，この人また漠然と言うんだけれど，友達と会った事とつながりがあると思うという事で，もう少し具体的に聞いた方がいいと思うのです。

最初に友達に会う時は，動揺するという予測はしないんだと思うんです。とんとん拍子にうまく会えるという予測をする人なんではないかと思うのです。

大変動揺を怖がる訳だけれど，入院中なんだから，動揺を見せてもらわなければいけないし，動揺というのを最初から，悪い事に決めてかかっている。だから動揺に直面できない。動揺があると，もう野放しの動揺でしょう。怖がらないで，それを見る練習が必要です。そういうふうに私は思うので，あなたが動揺しても，あとは私が責任もってやるからと，お母さんと一緒の面接をやる必要があります。お母さんと本人の修羅場みたいなのを，家で日常に起こるような事を見たいでしょう。

Ｂ医師 そうですね。

下坂 是非見てください。お母さんは凄く愛情があって身代わりになりたい位なんだね。本人はそういう押しつけがましい事は嫌だとか何だとか言ったりするでしょうから，そこをね。

看護婦さんどうですか。

病棟看護婦 ほかの患者さんと出かける事が多いんですけど，楽しかったか聞くと「無理して出かけた」とか，こちらが一生懸命工夫しても，期待をかけている方向に全然進まないという感じがします。

下坂 無理して出かけたというのは，半ば本当だと思うのです。こういうふ

うに，あなたや主治医の先生に気を遣う，顔色ばかり伺っているという，昔よい子だった片鱗というのは無くなっていない訳です。そして，気を遣って，色々考えてるものだから，それで動揺してくるんです。

　ただ，人に気を遣う事と，一番親しい人に対しては暴力をふるうというのは表裏です。そんなに気ばっかり遣っては，本当にくたびれるでしょうね，と言ってみてもいいかもしれないですね。

第9回面接（2月14日）

B医師　初外泊後。外泊はうまくいったと笑顔でした。この時初めてジャージ以外の服を着てきました。気分転換ができたと言っていました。母にも八つ当たりする事はあったが，あまり酷くはなかったと言っていました。家に帰ると元に戻ってしまって，過食嘔吐が復活するかと思ったんですけれども，「過食はある？」と聞くと「ないです。ここで決められた食事で習慣ができているので，それを崩さずにやろうという意識が強いので」。外泊の記録用紙，これは外泊の度に持って帰ってくるんですけれど，その記録用紙には母の字でびっしりとコメントを，主に主治医への希望，例えば今回調子が非常に良かったので，10日に1回ぐらいのペースで，今後も外泊をさせて下さいとか，そういう事がいっぱい書いてありました。

第10回面接（2月16日）

（外泊した直後はとても元気だったんですけれども，徐々にまたいつもの本人に戻ってきました。）
〈外泊で一番嬉しかったのは？〉
人に気を遣わないで済む，周りを気にしないで済む。
〈入院前，家で一番辛かったのは？〉
友達からの連絡が一番怖かった。いつもどこかで考えてた。お母さんと仲よくしている人の話とか聞くと羨ましいなと思う。私は，前の彼に言われてから，親としゃべるようになったけれど，それまでは友達中心で反抗的だったから。でも今すっごい心配かけてしまって，親が老け込んでしまったのを見ると申し

訳ないなと思う。

第11回面接（2月19日）

（「友達と会ってる時にケーキ食べたりしたい，楽しいから」との事で，間食を許可しました。この時，楽しそうな表情をしていました。）

〈A子さん（本人），明るくなったね〉

一遍痩せて44キロぐらいの時に，凄く活発になったので，その時友達といっぱい会っていたので，今会っても凄い驚かれちゃう。でも心の中に，この位でもいいかという気持ちもあるんで，会えそうな気もするんですけれど。（この時59キロでした。）

第12回面接（2月23日）

（活動性が上がり，外出もよくするようになってきました。）

〈過食する事に関して気持ちは変わりましたか？〉

最初のうち考えたりしたけれど，そういう事自体考えない。治ったっていうか，過食に対しては考えが変わったというより，浮かんでこないというか，ここで過ごしたのが自信につながったのかもしれない。

〈前は肉はない方がいいって言っていたけれど？〉

そこまでは無理っていうか。（笑）

第13回面接（2月28日）

（2度目の外泊に行ってきたんですが，その後，少し落ち込みました。外泊中，友達と会ったんですけれど，その際，絶交を言い渡された親友の話題が出て，その親友にどう思われているかという事が不安になったそうです。）

友達と会って帰ってきて，もう遅かったんだけれど，友達の事で頭いっぱいになっちゃって，次の日，お母さんに手を握り締めて貰って，落ち着かせて貰った。

〈お母さんには自分から頼めた？〉

理由は言えなかったけれど，手を握ってっていう事だけは。

第14回面接（3月2日）

B医師　3月1日は外泊の事がショックで気持ちが滅入り，1日ベッドから出られなかったと言っていました。2度目の外泊がうまくいかなかった事で，退院後の事が不安になったそうです。親友に絶交を言い渡された時の話を聞きました。

第15回面接（3月5日）

（お父さんと1度会いたいと，何度か患者さんに言っていたんですけれど，実現しません。）
〈お父さんってどんな人？〉
仕事一筋というか，まあ文句は言わない。
〈夫婦仲はどう？〉
夫婦仲はいい。でも仕事が忙しくて2人でどこか行ったりしない。お父さんは元々はスーパーの外商にいたり，婦人服やったり，でもお父さん中卒だから，肩書きがあるようにはなっていなかった。お母さんも多分，中卒。お母さんもほかのきょうだいが学校行っていたけれど，お母さんは我慢して実家の米屋の手伝いをした。お父さんのきょうだいの事はよく分からない。
〈子育てに関してはどっちが熱心だった？〉
親からあれこれ言われたり，聞かれたりするような事はなかった。変な質問されると，私，怒るし。私が勝手に話したりとか，彼氏もよく家に泊りに来ていたけれど，何も言われなかった。こういう関係だからはっきりさせなさいと言われた事はあったけれど。でも私，向こうの親から嫌われていたから。
〈彼氏はA子さんのお家に泊る時は，別の部屋で寝ていたの？〉
ううん，私の部屋。（あまりにもけろっとして言うのでびっくりしました。）
〈お家での食事っていうのはどうなっていたの？〉
お母さんが作って，私はできるのを待ってすぐ食べて，あとの人はそれぞれ食べる。
〈子どもの頃から？〉
小さい頃はみんなで食べていた気もするけれど，よく覚えていない。

〈妹さんとの関係は？〉
私は友達の事しか頭になくて，妹との仲はどちらかというと悪かった。妹とは結婚してから話すようになった。
〈自分の家族好きだった？〉
本当に友達と遊ぶ事で頭がいっぱいで，視界に入っていなかった。私我が儘だったし，好き放題できた。中学ぐらいから家で威張り始めた。どっちかっていうと，親が私に気を遣っていた。
〈親から暴力ふるわれるような事は？〉
私がお母さんに手を上げていると，お父さんが止めに入って取っ組み合いになったり。
〈叱って欲しいという気持ちを持った事は？〉
いざやられたらどうかはわからないけれど，そう思う事はあった。でも叱られたら，更にヒートアップしそうだったから，私が。（その話に私がびっくりしてしまいました。）

下坂　摂食障害の重い人というのは，親がどんなにへばっていても，そこが認識できないんだけれども，例えば2月16日，すごい心配かけてしまって，親が老け込んだのを見ると申し訳ないと，そういう事をしみじみと認識できた訳ですね。
B医師　友達，みんなから見捨てられてしまった，ここでお母さんからも見捨てられたらという気持ちもあるのかもしれないと思うのですけれど。
下坂　それから，過食があって，それをお母さんが知っても何も言わなかったというのね。それも不思議だよね。
B医師　お母さんは，この人の攻撃がお母さんに向かうのがとても怖いみたいですね。
下坂　あなたには結構威勢よく言っているお母さんだけれど，本人が怖いんですね。普通だったら食べ過ぎ止めなさいとか，吐くのは止めなさいとかと言いますよね。縮み上がって言えなかったの，無関心じゃなくて。お母さんはお父さんに言いつけて，あなた何とかして下さいとかという事は。

B医師　そういうのはできないお父さんみたいですね。お母さんの話だと。

下坂　それから彼氏が泊る時，自分の部屋に泊めてしまう。それで家の人は何にも言わない。これはどういう事なんですか。

B医師　本人がカーッとなってしまうので，カーッとなってしまうのが怖いから腫れ物に，まさに腫れ物に触るような扱いです，お母さんの患者さんに対する扱いは。

下坂　お父さんは仕事の事ばっかりで，面倒くさい。ですから，まあいい意味の干渉をして貰えないと困る。怖いかもしれないけれども，食べ過ぎるなよとか，吐くなよとか，男の子を家に泊めるのは非常識だとか，普通，その位言うでしょう，お父さん。普通干渉すべき事を，このお父さん，お母さんはできていないという事が言えますね。本人が威張っているからそうなのかもしれないけれど。そういう点では見捨てられている訳だ。干渉しないという事であればね。これからはやっぱりある程度干渉してもらわなければいけない訳ですよね。

第16回面接（3月11日）

（3度目の外泊なんですけれど，ずっと寝たきりだったと言っていました。病院に戻る途中，電車内で嘔吐したと言っていました。）

〈落ち込む前のA子さんってどんな人だったの？〉

楽天的な方ではなくて，心配性な所もあったし。

〈友達の中ではどういう役割をやっている事が多かった？〉

うーん，いつも食べている人って感じ，そんな中心って訳でもないし，ちょっとぼけ役って感じ，まったくA子だからとか，そういう感じ。

〈その頃は楽しかった？〉

でもその頃なりに恋愛問題とかはあったと思うけれど，その頃は自信もって親友と呼べる人もいたし。

〈親友にはありのままの姿を出していた？〉

うん，そうだった。

〈その頃と今とではどういうふうに気分が違う？〉

その頃は何はなくても，自分には友達がたくさんいるというのが，自分の自慢だったから，今はそういうのがないから寂しいし，退院後の事を考えると不安でいっぱい。
〈うまくいかなくなったのは親友1人だけなんだよね〉
でも同じグループの友達とはその後連絡ないし，その友達だけじゃない，グループごと駄目になったし，そのグループじゃない友達も，その友達の事聞かれるし，会っても聞かれると思うから。
〈聞かれるとつらい？〉
触れられるとたちまち不安になる，何ともいえない「嫌な気持ち」になる。
〈わかってくれる人いると思うけれど〉
最初はそう思っていたけれど，だんだん自信なくなってきたし。
(その後患者さんから，退院の時期はどうしたらいいかという質問が出ました。本人いわく，もう過食は収まっているので過食症という病名で入ってきたんだから，私は入院の必要はないんではないでしょうかという事でした。非常に退院要求が強い人だったので，私も彼女の退院したい気持ちがまた強くなってきたのかなというふうに，早とちりをしてしまって，A子さんの場合，孤独に陥ると過食嘔吐が出現するパターンが続いているみたいだから，地元の友達とは駄目になってしまったけれど，遠方の友達とかお母さんとの関係を大事にしていけば，外来でもやっていけるかもしれないねみたいな，だから，あなたが納得いく時でいいよみたいな感じで，この時返してしまいました。)

第17回面接（3月14日）

(前の夜に日記を書きながら泣いていたという情報がありました。)
〈昨日，泣いていたみたいだけれど〉
退院してからの事を考えると，不安でいっぱいになっちゃって，消灯で1人になってしまったら，どうにもならなくなって不安で，どうしていいのかわからなくなっちゃって。
〈どういうものかな？〉
大嫌いな病院なんだけれど，気づいたら慣れてしまっていて，帰ったらまた1

からという事に，またぎくしゃくしている友達関係の中でやっていけるかなという事もあるし。ここだと人と話して紛らわす事ができるけれど，家だといつも誰かいるって訳じゃないから，1人でやっていけるのかなって。きのうお母さんと電話していて，そんなにイライラしないでって言われて，そんなんじゃ普通にしゃべれないと言われて，こっちだって普通でいられないのに，嫌な感じで電話切っちゃった。仕方ないと思おうとしているんだけれど，やっぱり怖い。
〈その友達に会うのが怖い？〉
それとは関係ない友達にも，回りまわってどんな話が伝わっているだろうと思うと。
〈友達にも腹も立ってるでしょう？〉
解決するんじゃないかと思っている時は腹を立てる余裕もあったけれど，今はただ怖くて諦めるしかない。
〈諦められる？〉
でも生きていくって事は諦めるっていう事だと思うから。
（さらに友達への気持ちを聞こうとすると，「考えると辛くなるから」と泣き始め，しばらく泣いたあと，「ちょっと楽になった」と言っていました。）

第18回面接（3月16日）

（友人に対する強い不安を述べた。）
〈今不安に対する方法としては，どういうのを考えている？〉
今はその日，1日1日考えないで済むようにしているので，家に帰る事考えないようにしているので。でも考える事としては，惨めな気持ちにもっと慣れて，いちいち悲しくならないように慣れる。よく分からないけれど。

第19回面接（3月19日）

（この日は午後お母さんと面接をする約束になっていました。午前中に患者さんと面接をしました。）
〈今日お母さん見えるけれど〉

ええー，やだ。何か，様子を私の口からじゃなくて聞きたいんだと思うんだけれど，変に期待されても，私もこれ以上，もうどうする事もできないし，とりあえず今は困るし。お母さんも可哀想だと思うから，わざわざ遠くから来ても意味ないのに。突然頑張って行くからとか言われても，何も事態は変わらないんだよという事を言いたいというか。
〈あまりプレッシャーかけないでっていう事を，私からお母さんに伝える事はできるから，意味がないとは思わないけれど，どういう事が気になっている？〉
なんか，先生から見捨てられちゃった気がして。
〈えっ，それはいつ？〉
いつだったか，もう大丈夫みたいな事を言われた時に，本当なら嬉しい筈なのに，凄い怖くなっちゃって，まだ助けてって。
〈私はでも，まだA子さんの不安は治療の必要があると思うし，今のままで退院になったら心配するんだよね，私自身が〉
(その後，「中立な立場だと思っていた友達にまで距離を開けられ，誰の事も信じられなくなって，人の顔色を伺うようになってしまった」と堰を切ったように話し始めました。)
みんなこんな事思うんですか？
〈A子さんみたいな目にあったら，そう思うと思うよ〉
(この時目に涙をためて)先生まだ見捨てないで下さいね。
(凄く怖い顔をして私に言いました。)
〈大丈夫だよ〉
(患者さんが入院時に治したい事として，食べ吐きと不安の2つを挙げていた事を話して，食べ吐きは収まったと思うけど，不安の治療はまだ終わっていないよというふうに言いました。そのあと，お母さんと面接をしました。患者さんは幼稚園時代からピアノがうまかったそうで，成績も良くお母さんも自慢の子だった。上位でいて欲しいという期待があった。お父さんは仕事中心で家庭を顧みず，お母さんは孤独だったそうで，より一層患者さんに情熱を注いだそうです。以前，患者さんが両親の仲がいいと言っていたんですけれども「A

子は仲のいい夫婦だと思っているかもしれませんが，あの人は仕事仕事で，私はついていくのに精一杯なんです。その上に子どもの面倒も見なければならず……」，お母さんは自分を理解してくれる人は誰もいないと言いました。患者さんが今回のエピソードで退行して，お母さんに依存的になった事について，「子どもの病気を喜ぶなんておかしな母親だと思われるかもしれませんが，本当の事を言うと嬉しかったんです」と言っていました。患者さんが，お母さんがいてくれたから頑張れたっておっしゃっていますし，よくお母さんの事，面接の中でも心配していらっしゃいますよという事を，こちらから話をすると，お母さんは泣き始めまして「今まで誰にも優しい事を言われた事がなくて，先生にも失礼な事をいたしました」と，詫びて帰っていきました。)

下坂 先生は上手だと思うのですね。本人やお母さんの話をよく受けとめながら，しかも甘口にならない所がいいですね。

それから行動制限という言葉を使いますけれど，この場合，この患者さんに行動制限をするとすれば，この患者さんに羨望を起こさせるような友達とはあまり会わない方がいいんじゃないのという制限が必要でしょう。むしろ家の中で，お母さんとのつながり，お父さんとのつながりを大事にしていく。もしかしたら，この人は自分の対人恐怖を克服するような形で，人とやたら会いたがったりという事をするかもしれませんね。人間関係はそんなに広げる必要はないんだという事を言った方がいいかな。

このお母さんの話をじっくり聞いて，お母さんも非常に寂しい訳ですね。お父さん振り向いてくれないから。

それから，もう大丈夫というような事は先生言っていないんじゃないの。

B医師 ええ，言っていないのですけれど。

下坂 本人はそう取るんでしょう。何かそういうふうに取られる事を怖がっている訳ですね。だからまだ本当じゃないよ，まだそこには非常に不安があるねと言わないといけません。こういう患者さんだと，錯覚を起こす訳です。

第20回面接（3月23日）

B医師 同じグループのほかの友達が実家に電話をくれたそうです。本当は患者さんの事を嫌っていないのではないかという話題になりました。思い切って連絡を取ってみればというふうに、その時勧めてみました。

第21回面接（3月30日）

B医師 外泊から帰ってからの面接。「電話して結局夜会ったんだけれど、駄目になった友達の事も、ちょっとでも聞かれたら思い切って話してみようと思ったんだけれど、向こうも触れないようにしてくれているの、よく分かったんで、話せなくて。久しぶりに会ったんだけれど焦っちゃって、結局疲れちゃった。その後から頭が重い。ぐらんぐらんするっていうか、どうしようもない嫌な感じで」、友人が何を考えているのか分からず、当り障りのない話題に終始して、会話も弾まなかったそうです。

「それよりも、外泊の時からずっと続いている頭の変な感じが気になるというか、全然よくならないので」と、その後頭に対するこだわりが続きました。外泊していた時に友達に会って、会話できた事は評価しておきました。頭の重い感じというのは、その後数日間続きまして、頭のすっきりする薬何かないですかと、切迫した表情でステーションに頻回訪れるようになりました。

下坂 ちょっといいですか、外泊時、友達に会うのは評価したと、どういう評価の仕方をしたんですか。

B医師 あれだけ会うのは嫌だ嫌だと言っていたのに、思い切って会えたなんて、頑張ったねみたいな。

下坂 そういうのは、僕はちょっと反対なんですね。無理して友達に会って、へたりこむというのはどんなものか。この患者は友達の気持ちを読心術みたいに読もうとするでしょう。そんな事できないでしょうという説教も必要だと思います。

この人は、いつもいい人間関係を持っていないといけないみたいな思い込みがあるでしょう。だから、そんなものじゃないと水をかけた方がいいと僕

は思います。

第22回面接（4月2日）

（頭の重い感じは幾らか良くなったが，またいつ起こるかという事が不安だったと述べていました。）

〈帰ってきてからも引っかかっている事ない？〉

行く前の方が不安だったんで，行ってからは頭が重くて他の事ができない感じだったんで。

〈頭が重くて大変だったんだ？〉

どっちが先か分かんないんだけれど，具合が悪いっていうか，何もかもが嫌になっちゃったりして。そう思うから頭が重いのか，頭が重いからそうなっちゃうのか分からないんですけれど。

（調子が悪いので先の事が考えられないと訴える。）

〈先の事考えなきゃいけないと思っているんだ？〉

変化がないと駄目なんじゃないかと思って，誰かに電話するとか，誰かに会うとか，早くすっきりして何かしないと，先生にも看護婦さんにも呆れられるような気がして，凄い焦って。自分でも良くなりたいと思っているから。

〈いい子であろうとしすぎているんじゃないの？〉

でも嫌われるのが凄い怖い。

〈1人になるの，嫌なんだね〉

入院するまではお母さんがいるからいいやって思っていたんだけれど，そう思えなくなってきちゃった。なんでかなあと思うけれど。

〈最近のお母さんに対する気持ちは？〉

息苦しいっていうか，そんなに期待されても，すぐ私元気になったりうまくいきそうもないっていうか。

〈ふーん，よくなる事，お母さん凄く期待している？〉

期待しているから困っちゃって。

〈よくならないとお母さんにも呆れられるって思う？〉

お母さんも滅入っちゃって，私も調子悪くなる。（そして先日の外泊で母に暴

力をふるってしまった事を告白しました。)
(午後から母親と面接しました。その時,外泊の途中に,夜中に突然病院に帰りたいと言い出し,「今から送っていけない」と言うと,「具合が悪いから,私は電車で帰れないから車出して」と言い,お母さんをかなり困らせたという事でした。お母さんは,もう構わない方がいいのかなと思って少し離れた所にいると,小さい声で「気持ちが悪い」と言うので,お母さんが側に行ってみると(大声で)「気持ち悪い」と怒鳴るんだそうです。今回,お母さんの耳を叩きました。お母さんはもともと片方の聴力があまりよくないので,「お母さん,また耳が悪くなっちゃうよ」と叱ると,今度は物を投げたりして,物にあたっていました。お母さんも,患者さんの反抗的な言葉がいちいち私の胸に刺さるんですといって,泣きながら話していました。治療には長い時間が必要で,患者さんを焦らせないでいきましょうという事で,お母さんと同意をしました。この時の帰り際に患者さんの暴力が最も激しかったX-1年2月頃,入院しようとしていた時に,お母さんが医者宛に書いた手紙を渡してくれたのですが,そこには患者さんが今まで面接で述べていた以上の激しい過食嘔吐,母への暴力,「お前が産んだのが悪いんだ」と怒鳴り,母を土下座させていた事などがつづられていました。)

下坂 お母さんが面接に参りましたね。患者は希望の星で,お母さんが期待した事は確かでしょう。だけど今お母さんはそんなに期待しているんですか。
B医師 いや,もう暴力というか,それさえなければ構わないというふうに。
下坂 お母さんが期待していたイメージが,本人にこびりついてしまっているんですね。だから,早くよくなって,またいい子になって欲しいというふうに,親は本人を駆り立てるんではないかという信念を持っていますよね。
　だから,そういうのを治すのは,やはり同席がいいんです。お母さんに期待されていて困るという事を,お嬢さんは盛んに言うんだけれど,お母さん,今どうですか,期待の程度はという事を聞く。本人の前で。お母さんが何だかんだ言うでしょう。暴力さえ止めてくれればいいと。でも暴力が終わったら,お父さんやお母さんの期待はどうなりますかというふうに聞いていく必

要がありますね。お母さんが今やそんなに期待しない事が分かるのは、安心にもつながるし、落胆にもつながります。やはりそういう面接でないと。あなたがいる所でやって、お母さんと本人がお互いの主張を吟味し合う場の機会があるといいと思うんですね。

さっき言ったサディスティックな面というのは、お母さんの耳の事があったでしょう。そういう事なんですね。

あとはいい面接だと私は思います。

第23回面接（4月7日）

〈この間，お母さんが来てくれた事についてどう思った？〉

お母さんの取る行動が私にはとても惨めに映ったし、迷惑をかけているなと思ったけれど。

〈お母さんのどういう行動が惨めに映ったの？　それについて聞かせてもらえる？〉

そんなすぐには変われない、私、すぐには。でも、親子で先生にしがみついている所が、とっても惨め。（泣き始める）

〈惨めに感じちゃう？〉

（頷いて）人に見られるのが嫌なんです、知られるのが、病室の人とか。

〈何を？〉

泣いている所とか、具合が悪い時です。

〈でも、元気な姿だけを受け入れて貰っても、本当のA子さんを受け入れてもらった事にはならないと思うよ〉

でも本当の私を受け入れてくれる人っていないと思うし。だったら元気な私だけを受け入れてもらった方がいい。

〈そのままでいいんだよ〉

（この日の午前中から手が痒いというふうに言いまして、見た所、そんなに痒そうではないんですけれど、手が痒いというのを頻回訴えるようになりました。頭痛が終わったと思ったら、今度手にいっちゃったという感じでした。）

第24回面接（4月9日）

〈手の痒みはどう？〉
(その時はもうけろっとした表情で)今は平気なんですけれど。ああそうだ，きのう調子悪かった時に，また手の痒みが始まって，それでイライラして気分が乱れた。ああ，あと思い出したんですけれど，明日からの外泊の事も気になっていて(唐突に)2泊じゃ短いですか？
〈どう感じたの？〉
結構みんな4泊とか行っている人を見ると，私もしなくちゃいけないのかなとか，私は2泊でいいのかなとか思って気になったんですけれど。
〈私の目には，今のA子さんはちょっと無理しすぎてしまっているように見えるけれどね〉
でも何にもせず，1日ボーッとしているのは進歩がないと思いませんか？
〈ううん，やっとリラックスできるようになったのかと思って安心するかもしれないよ〉
1日中ボーッとしていても変化って出てきますかね？
〈うん，出てきますよ〉

下坂 患者の心をうまく捨っていますね。
　それからお母さんへの暴力は絶対いかんと，そしてお母さんの顔を見ればムカムカとして，今まで抑えてきたものが全部溢れる訳だけれど，そういうのを含め，もう30歳でしょう，許される事じゃないよという事は，今度はきっちり言わなければならないですね。言ってもやるかもしれないけれど。薬も少し役に立つと思うんですね。少し暴力的になるというのは，抗精神病薬を与薬すると，少し収まると思うのですね。
　それから一般に過食は頭の中が強迫的な思いでパンパンになった時に過食をします。そうすると，我を忘れたような状態になって，楽になるんです。今度はもちろんおデブちゃんになる可能性があるから吐きますけれどね。吐くと太らないで済むというありきたりの意味と，何もかもすっかり吐き出して，それは自己の中にある認めたくない部分まで含めて，さまざまに不便な

思いを吐き出す，そういう意味もあるでしょうね。

だから，たくさん詰め込んで吐き出すという事に，いろいろな意味が絡まっているでしょうから，どういう心理的状況でそれが起こりやすいかという事を明らかにしていくというのは大事だと思うのですね。

その際治療者の解釈が入ってもよいけれども，それは一部の精神分析医がやるように，自信ありげに断定的に言うとまずいです。こんな考え方が浮かんだんだけれど，どうかなという話だといいと思います。

過食前の状態は，もちろんある程度意識してもらうけれど，過食前の心理状態をはっきり把握すると，過食が減るかと言うと，そうでもないんです。だから僕は過食前の心理状況をとことん細かく追求しても仕方がないと思います。矛盾した言い方ですが。

それからもう1つの問題は，過食嘔吐があっても長期にわたって日常生活に差し支えがなくなったら，それでもいいと僕は思うのです。そういう人もいますけれど。

I 医師 認知療法的な，そういうのが意識できればネガティブな思考を少しこっちで緩衝できるかと思ったんですけれど，うまくはいきませんか。

下坂 もし認知的なやり方というと，人間関係の持ち方を細かく吟味します。特に対人関係の所ですけれどね。大体対人恐怖気味ですね。とにかく1から10まで自分の計算どおりに友人が動いてくれる筈だなという思いこみがあるんですよ。おそらく，計算から外れるとうろたえる訳です。

だけれど，その狼狽は外ではそ知らぬ顔で見せない訳です。頭の中は七転八倒ででんぐり返っている訳です。で，お母さんの顔を見た途端に怒りがもう一挙に爆発して，殴りかかってくる形ですよね。だから，今までの憎らしい人間の代表としてお母さんは，そこでやられてしまう訳ですね。

だから，今まで言ったように，お母さんが何か挑発するから，お母さんに暴力をふるう訳じゃないことが多いのです。

それから本人の持っている一見健康的な所というのに僕は疑問符を打ちたいのです。海外旅行に行ったりするでしょう，オーストラリアに行ったとか，そういうのは外目には健康に見えるけれども，へばらないための，この人の

必死の工夫という面もありますよね。
　今ここでちゃんとへばれたでしょう。非常にかわいそうな状態にあるように思うかもしれないけれども，もうへばる事ができた，それだけ回復の軌道に乗ったんじゃないでしょうか。だから，オーストラリアに行っていた時が健康であって，今の方が可哀想で惨めだとは言えない。
　今，治療どのぐらいですか。

B医師　1月4日に入院なさったんで3カ月とちょっとです。

下坂　3カ月ちょっとでこれだけいい方にきている訳ですね。ただ，一般的にやや年長の摂食障害の人は長引くという事は言いますね。
　それからこのお母さんは，お父さん役までやっていますからね。本人はお父さんにぶつけるものも全部お母さんにぶつけていますから，大変です。さて，お父さんの出番の問題というのも出てくる。全く無関心なお父さんにいきなり関心を持てというのは無理ですから，病気の説明の時に，来ていただく位がいいですね。お父さんにこうして下さいという要求は一切しない事です。そういうのを半年に1回ぐらいですか，するといいと思います。要するに家族のあり方というのは，この例ではあまり介入してはいけない。お父さんを変えようというのは難しい。もちろん自然に父親が乗り出してくれればこんなにありがたいことはありません。

司会　まだまだ議論したい事もあるんですけれど，ちょっと時間もとうに過ぎてしまいましたので，皆さんお疲れだと思いますのでこれで終わりにしたいと思います。

下坂　大変上手な面接だったと思います。

■症例の薬物療法

　抑うつ気分に対して，塩酸トラゾドンを使用したが効果が無く，当時治験中であったMAO阻害薬を使用したが，効果は得られなかった。現在であれば，抑うつ気分が強い時期にはSSRIもしくはSNRIの使用を検討するところであろう。焦燥感に対し，バルプロ酸ナトリウムを200〜400mg，不安感に対してペルフェナジン4〜6mgを使用した。尚，不安焦燥感を伴う身体症

状（頭痛，手の痒み等）には，エチゾラム 1mg が著効した。

■担当医による感想

　人格障害圏の症例としては，ほとんど初めて担当したケースである。私としては，少し年上のこの患者さんから馬鹿にされては大変と，肩に力が入ってしまい，当時は毎日が戦いの様な気分であった。そんな中で，下坂先生からアドバイスを受けることができたのは大いなる幸いであった。摂食障害の治療においては，母親を治療関係に取り入れることが重要であるとのヒントを得て，下坂ゼミの後も，母親と 2 人だけで話す機会を度々もうけた。母親と連携して治療が継続できたことで，治療を格段に軌道に乗せやすくなった印象がある。またその後家庭内暴力を伴う症例を受け持つときにも，この経験が大変役に立った。この患者さんはその後退院し，過食期に再入院し，それをきっかけに主治医変更となったが，現在も新しい主治医の外来に，安定して通院しているとのことである。

―― 下坂先生からひとこと ――

　この症例は，個人面接においても家族面接においても，患者・家族の言い分はよく受けとめながらも，治療者として言うべきことははっきりのべています。そんな次第で本文中にも，私のほめ言葉が散見されるはずです。とくに家族面接は，かなり手慣れた人のそれであるように，聞こえました。

　父親にあまり期待しない方がよいといった私の発言がありますが，これはあくまで入院期間中のことであって，退院後の経過の中では，父親が次第に積極的に参加することがぜひ望まれます。この患者の母は，うつなのではないかという H 教授の指摘がありましたが，この種の患者が長い経過において躁うつ病的な傾向を帯びてくるかいなかということも今後の留意点のひとつかと思います。

3. 中学1年生からナイフによる手首自傷を繰り返す女性

症例 17歳，女性
診断 適応障害，解離性・転換性障害，境界型人格構造
事例紹介 東京近郊の某市にて出生，正期産・正常分娩。乳幼児期に「お座り」や「つかまり立ち」あるいは「スプーンを持つ」などの生活習慣及び運動発達の遅れがあり母親は過干渉であった。しかし，4歳下の弟の誕生を機に干渉しなくなったという。父親は会社員，多忙で不在がちであった。小学校3年時，学力は問題なかったが，肥満，不器用，運動能力の低さを理由に「いじめ」にあい，態度が消極的となった。本人によると，両親が不仲で弟だけがかわいがられ家庭で自己主張ができず，家庭外でも常に他人の目を気にして他者に同調するよう気を遣ったという。しかし母親によると，小心で傷つきやすく受動的ではあるが，一方で自己主張が強く頑固であり，少なくとも家庭では変わったそぶりがなく，本人が語るような心理は感じ取れなかったという。

中学1年生から不登校。父親に不登校を咎められ渋々登校すると，自分の好きな教師の授業中にナイフによる手首自傷を繰り返した。自傷は学校のみで認められ，自宅では明るく家族と交流し，勉強好きで学習塾に欠かさず通うため，両親は次第に不登校を容認したという。

普通科高校進学後，約2カ月で不登校となり自室に閉居がちとなるが，その後は，母親の勧めで通信制教育を，さらには登校拒否児のためのフリースクールに通うようになる。フリースクールでは，仲の良い友人やスタッフに恵まれ何か悩み事があると積極的に相談をするなどしていた。しかし，相手が忙しく相談する機会を失うと，フリースクール内でしばしば手首自傷を行っていた。また，フリースクールからの帰宅途上に数度，歩行不能となり病院に搬送されたこともあった。最近は，通信制教育をやめたがっていたが，それを相談する機会がなかったという。

今回，フリースクールで手首自傷後，帰宅途上デパートで再度自傷し，呼びかけても倒れたまま反応せず，意識障害が疑われて当院救命救急センターに入院した．検査で異常なく意識は回復し，精神科に診察依頼された．多弁多幸的な一方で，急に怖いと言って泣き出す精神変調が観察され，自傷理由を質問すると，うつろで不安げな表情になり答えない状態であった．解離性・転換性障害の診断で，繰り返す自傷行為のため治療が必要と判断され，当科入院となった．

■入院後面接

入院時面接（患者，母親と面接）

（本人は入院に反発し，表情が固く黙っていることが多いが，フリースクールの話題になると素早く笑顔になり語り始める．）
〈入院についてどう思う？〉
帰りたい．
〈何か理由があるの？〉
友達に会いたい．
〈友達って？〉
……．
〈1人でいる時は何してるの？〉
本を読んだり音楽を聴いたり電話したり．
〈誰と電話するの？〉
フリースクールの友達．
〈どんな話をするの？〉
嫌なことがあった時，友達と話したり，フリースクールのスタッフに話を聞いてもらうとスッキリする．でもみんな忙しいから話を聞いてもらえない時がある．
〈嫌なことって？〉
……．
〈今回はどうだったの？〉

友達もスタッフも忙しくて話をすることができなかった。
〈**手首を切ったことは覚えてる？**〉
切ってからはボーッとしてきて覚えていない。
〈**今も手首を切りたい気持ちはあるの？**〉
今はスッキリしているし，そんなことはない。

下坂 この方の生活歴・現病歴で，C医師が注目なさった点を挙げてください。
C医師（主治医） 自分の好きな先生の授業中に，度々自傷を行うというのは，「すごいな」と感じました。
下坂 すごいというか珍しいですよね。外ではしなくて，みんな我が家でしているでしょう。それから，解釈は？
C医師 好きな人に振り向いてほしいというか，かまってもらいたいということだと思います。
下坂 かまってもらいたいという気持ちが突き上げてくるけれど，しかしどうにもならなくて，苦しくなって切ってしまう可能性もあります。この時に好きな先生が実際にかまってくれたんですか？
C医師 怒られるだけです。
下坂 怒られてしまうわけですね。でも怒られると，まあ手ごたえあるわけですよね。こういうのって，どんなやり方をしたのか実演してもらうといいですね。それから，手首は見ましたか？
C医師 はい，見ました。
下坂 そうですね，必ず見てあげる必要がありますね。そして見た上で，「困ったね」とか「今後こういうことのない方がいいなあ」とかつぶやいて，軽いお説教が入った方がいいでしょうね。

第3回面接
〈**入院生活はどう？**〉
慣れた。でも友達に会えないからつまらない。フリースクールに行きたいんで

すけど。

〈フリースクールに行って何するの？〉

フリースクールで作っている雑誌の発送の仕事。

〈行動制限はどう思う？〉

面会が親以外はダメっていうのが嫌だ。

〈誰に会いたいの？〉

友達，スタッフにも。

〈今すぐにでも会いたいの？〉

今会えなくても平気，行動制限がなくなって，そこまで我慢してから会った方が喜びがあるから。

〈そうやって，何か不満があっても自分で上手に調節できるんだね。でもどうしても調節できないとどうなるの？〉

頭の中真っ白。すごくストレスが溜まる。

〈ストレス解消法はあるの？〉

友達とおしゃべりしたり，CDを聴いたり，お風呂に1時間以上入ったりする。

〈それでも解消できないものってあるでしょう〉

親がフリースクールの悪口やスタッフの悪口を言うとき。

〈例えば？〉

フリースクールに頼ってばかりと言われたりする。あんまり人に頼るなとか，甘えるなとか自分のことは自分でしろとか言われる。私は親に甘えることができなかったの。弟の方ばかりかわいがって，いつも「お姉ちゃんなんだから」って言われて。だから甘えることは悪い事だっていう感じになっちゃって，そういうふうに育ってきたの。だからいじめられた時だって誰にも相談できなかった。

〈フリースクールの人にも甘えられないの？〉

悪いと思うけどスタッフには，めちゃめちゃ甘えちゃう。

〈どうして？〉

スタッフは話を聞いてくれるし，うちの親みたいに，すぐにおまえが悪いとか言わないで，私のことをすごく受け止めてくれるから。だから，フリースクー

ルに行き始めてから甘えることは悪いことだとは思わなくなった。
〈お母さんのことどう思う？〉
あの人は私がいじめられたとき「あなたが悪い」と言った。いじめられる方にも問題があるし，それで学校に行かないなんていうのは良くないことだって。
〈憎い？〉
憎くないっていったら嘘になる。でもたった1人の親だから。
〈お母さんのどういうところをなくして欲しいの？〉
学校に行かないことを認めて欲しい。
〈あなたが入院してからお母さん変わってきた？〉
変わってない。変わるとは思うけど，時間がかかると思う。
〈時間？〉
お父さんのことを考えると，なかなか変われないと思う。お父さんは絶対に学校に行けって言う。でもお母さんは最近，学校に行かなくても，それは本人のことだからと言ってよく喧嘩している声が私の部屋まで聞こえてくる。自分のことで，そうやって喧嘩になっちゃうのはとてもつらい。
（面接の最後に，自傷行為に関しての取り決めを話し合った。まず自傷をしないことを約束し，そしてもし自傷行為があった場合には保護室での治療になることをお互い了承した。

　数日後，コードで首を絞めるという自殺行動が見られ，「母親が自分をかばって父に殴られている光景が浮かんで自分が死ねばいいと思った」と語る。）

下坂　それからどういう感じ？　それから先はどうなるの？　というような未来志向型面接というのかな，なかなかいいと思いますね。ただし，親は，親は，という時には，分けさせたほうがいいと思います。必ず父親なのか母親なのか。両方という場合は，どっちがより多くとか，細かく分けて聞く必要がありますね。それから，土居先生理論じゃないけれど，甘えるという言葉が最初から出てくるわけです。この患者さんは，甘えるということは悪いことだと思ってやってきたとか，フリースクールには，悪いけどめちゃめちゃ甘えてしまうとか。「あなたの言う甘えるというのはどういうことなの？」

というように，甘えの中身を教えてもらう必要がありますね。甘えるというとあまりにも有名で，こちらも納得してしまうから，この患者さんの言う「甘え」というのは何か？　それを聞く必要があります。それと，言い方がネガティブになるところがあります。「お母さんのどういうところをなくして欲しい」と言うのではなく，「お母さんにどうなって欲しい」という言い方のほうが良いと思います。

司会者　このあたりで他の先生方何かありますか。

B 医師（副主治医）　この患者さんは，入院してきた時から非常に異様な感じがしました。ぬいぐるみを胸に抱いて入院してきて，年齢の割には非常に幼い感じで，喋り方も甘ったれていて，見るからにこの人は患者さんとしては大物であるという雰囲気をありありと漂わせていました。C 医師と最初に，「この患者さん大変そうだよね」という話をした時に，「いや，僕は 2 カ月で絶対退院させますよ」と，とにかく C 医師はこの患者さんを病棟内で退行させないで退院させるのが良いというふうに，非常にある意味では恐れていて，それぐらい不気味さを感じさせる患者さんでした。

下坂　ぬいぐるみを抱いて赤ちゃんぽくってという，もうすでに退行してしまっているわけですよね。これからもっと大きな退行が出てくるわけだけれど，かなり退行しないで，この患者さんが元気になっていくというのはあり得ないでしょうね。「悪性の退行」なんてことを言うけれど，退行には悪性も良性もないわけです。すごい退行してしまって，年頃の娘さんが毎日毎日おもらしをしてしまう，そんなのも随分あるんですよ。僕は外来通院療法をやっているから，退行したら，両親がそれを何とか受け止めていけるように後方支援をする。そういうのに両親が耐えられれば，そこから患者さんはだんだん立ち直っていく。退行させないで治療するとか，退行させるとよろしくないとかというのを聞くんだけれど，私自身あれはあまり理解できない。病気を治すという立場からいえば，相当退行したほうがいい場合が多いんです。だから，退行という問題は結局，看護側，医者側がどこまで耐えられるかということにもつながってくる問題ですね。

第4回面接（保護室にて24時間隔離施錠中）

（保護室内にて，しばしば泣き叫び奇声を発し，頻回に壁やドアを叩き，隔離施錠の解除を求めた。そして，それが不可能と分かると，次には頻回に頭部を壁に打ちつけ皮下血腫をつくり，頭部CTの撮影を求め保護室からの解放を求めた。面接のため主治医が保護室に入室する。）

おうちに帰りたい。（繰り返し訴える）

〈どうして？〉

友達に会いたい。

〈どうして？〉

（突然笑顔になる）お母さんは自分のことをわかってくれているけど，私の気持ちになっていない。

〈どういうこと？〉

お母さんは自分なりに色々解釈する。

〈どういうこと？〉

いじめられていたこととか，自分にしてみれば，今でも辛い事なのに，お母さんは過去のことだからという言い方をするから，やっぱり分かってくれていないと思う。でもお母さんも，お父さんと私の狭間にいてとても辛いと思う。お父さんは家の中で一番強くて絶対的な存在だから，お母さんが私の立場になってお父さんに話をすると必ず喧嘩になる。今回，手首を切って入院になったり，この前，コードで首を絞めたことで一番こたえているのはお父さんだと思う。だから今，通信を辞めることをフリースクールのスタッフを通してお父さんに言って欲しい。今がチャンスなの。

（その後，両親の面会時に，父親に対して，もう少し本人に受容的な態度で接することを勧めた。そして，もしそれが不服であれば，本人との間で何かこれだけはという約束事を作るのはどうかと勧めた。）

第6回面接（保護室，日中部分解放中）

〈**お母さんとは最近上手く話できる？**〉

前より話しやすくなった。

〈自分のこと分かってもらえてる？〉
通信の面接予定日の書類が家に送られてきたらしいんだけど，お母さんそれを破って捨てたって言っていた。
〈お父さんは？〉
この前，面会に来てくれた時，早く帰っておいでって言ってくれた。退院したら一緒にボーリングに行く約束もした。それと3つの約束事をした。1つは「20歳になったら1人暮らしをすること。それまでは面倒見てあげるけど，それ以降は自分の力で生きていきなさい」って。2つ目は「通信は辞めてもいいけど，もし辞めるならアルバイトをしなさいって。それとフリースクールの関係雑誌をお父さんの目の届かないところにしまっておくこと」。もう1つは「朝，お父さんが会社に行くまでは下に降りてくるな」。
〈1つ目の約束事についてはどう思う？〉
お父さんは高卒だけど，すごいがんばって会社に入ったの，でも大卒の人たちがどんどん出世していくことにいつも怒っていた。そういうのがあるから，とにかく自分でがんばってやっていけということだと思う。
〈2つ目の約束は？〉
やっぱりお父さんは自分がそういうふうに苦労しているから，私には大学まで行ってほしいから，ずっと通信にだけは行けと言っている。でも高校がダメだから通信というふうに，これがダメだからあれというのすごく嫌だから，その言い方は嫌。私，お父さんにすごく似ていて，頑固でこれをやると決めたら徹底的にやるタイプ。負けず嫌いなところもすごく似ている。でもお父さんは自分が悪くても謝らない。私はそんなことない。
〈自分が悪いっていうのは？〉
私が学校に行かなくなったのは，お母さんが私のことを甘やかしてわがままに育てたからだと言って，いつもお母さんのこと殴ったり蹴ったりしていた。お母さんもついにそれに耐えられず，「あなたがいるから，私がこんな目にあうのよ。あなたなんか死んじゃえばいいのに」って言われたりもした。そうやって一方的にお母さんのこと殴ったりしても絶対に謝らない。
〈3つ目は？〉

お父さんは朝6時に家を出るんだけど，その時間に私が下に降りてくるとトイレや洗面所を使ってしまって邪魔だから，そういうことを言ってるだけ。
〈それってお父さんちょっとひどいんじゃない。だってあなたも家族でしょう〉
そうは思わない。だって実際に私ちょろちょろして邪魔だもん。
〈最近お父さんどう？〉
だいぶ変わってきた。お父さんは言い方が下手なだけ。
〈言い方が下手？〉
お父さんは異母兄弟の子で自分の兄弟も知らずに，そして親の愛情も受けずに育ってきた。だから人と接するのが下手だってお母さんが言っていた。
〈あなたもそう思うの？〉
うん。お父さん本当はすごく優しいんだけど，何かうまく優しい言葉がかけられないみたい。
〈お父さんのどういうところが変わってきたの？〉
通信に行かなくてもいいって言ってくれたこと。
〈24時間施錠になってどう？〉
いろいろと考えたりした。
〈どんなこと？〉
生きる理由っていうのが今，自分にはある。
〈どういうこと？〉
フリースクールに行くこと，犬の散歩をすること，お母さんと買い物に行くこと。あと，友達の悲しい顔を見たくないから，もう死のうなんてしない。今は死ぬ理由よりもそっちのほうが大きい。
〈死ぬ理由って？〉
話をしてもわかってもらえないこと。
〈**生きる理由って全部ただ外出したいっていうことに聞こえるだけなんだけど，それってすぐに達成できてしまうんじゃない。もし達成したら生きる理由なくなっちゃうんじゃない？**〉
そんなことじゃない。1回きりじゃないから。
〈どういう意味？〉

何度行っても楽しい。私，将来フリースクールのスタッフになりたい。
〈なぜ？〉
自分もいじめられたし，子供好きだから。そういう子供の気持ち，誰よりもわかっていると思うから。誰かの相談相手になれればいいと思っている。
〈**自分のことわかってもらえないと，すぐ手首を切ったりする人にフリースクールに通ってる子供たちがついてくると思う？**〉
うん。もう自分のこと傷つけたりしないもの。今は調子いいし，私なりに色々考えている。生きている理由とか……。だから，ここからいつ出してくれるの。外出は？　電話は？　ここからいつ出してくれるの。外出は？　電話は？……。
(その後も再三，保護室からの解放，外出や電話の許可を求めてくる。そして，「頭痛はもうない。CT もやらなくて平気，精神的なものだったから」と語り始める。)
〈**精神的なものって？**〉
ここに入っていて不安になったりしたから。
〈**この部屋には入れられたっていう感じある？**〉
うーうん。自分から入ったの。
〈**入った理由は？**〉
自分のこと傷つけないって約束したのにそれができなかったから。

第8回面接（隔離解除）

(再度，自傷をしないことを約束し，そしてもし自傷行為があった場合には保護室での治療になることを確認し隔離解除とした。)
〈**保護室から出てどう？**〉
楽。少年院みたいだった。時間になると食事が出て，鍵がかかって，精神的につらかった。
〈**どういうところが？**〉
鍵をかけられた後，不安だった。テレビの音，人の話す楽しそうな声，話す相手もいない自分を思うと寂しかった。

〈あなたはフリースクールに行きたくてしょうがないみたいだけど，あなたからフリースクールを取ったら？〉
何も残らない。フリースクールに行き始めてから，私は人間らしくなった。
〈なぜ？〉
自分と同じ境遇の人がいっぱいいて，親は不登校の子たちはどうしようもない子供たちだって言っていたけど，みんな話しやすくて，すごく良かった。どうしようもない子なんていうことはないと思った。電話はだめ？ 外出は？ 電話はだめ？ 外出は？ ……。
〈随分要求が多いけれど，自傷しないって約束して，それを破ったのにいきなり外出？〉
もう大丈夫だもん。絶対しない。
〈どうしたら外出とかできるようになると思う？〉
わからない。
〈今は病棟内での生活が中心で，ほかの患者さんと上手にやっていくことを身に付けてください。それと我慢することも。あなたはどうも相手に自分の意思が通らないと，すぐに「カッ」としてしまうところがあるみたいだから，病棟内で落ち着いて過ごして，あなたの大好きなフリースクールに行くことを今のあなたの目標にしましょう〉
はい。

下坂 父親に対して，もう少し本人に受容的な態度で接したらどうかというのは，具体的にはどういうことを先生はおっしゃったんですか。
C医師 本人の話から非常に厳しく頑固な父親であるということ，それと確かに見た目も怖そうで……。そういう意味で，もう少し優しく，あまり頭ごなしに怒ったりしないほうがいいんじゃないですかと。
下坂 それで，お父さんは何とおっしゃったのですか。
C医師 その時は「はい」と言って。でもあまり浮かない顔をしていたので，納得のいかないところもあるとは思うのですが，そのような場合，何か本人との間で約束事を作ったらどうですかと伝えました。

下坂 そうですか。優しくとか，頭ごなしということはあまり言わないほうがいいですね。もっと中和した言葉で，「ゆっくり話すようにしてください」とか言うほうがいいですね。優しいとか頭ごなしという，そういう道徳的な判断を加えた勧めは医者の範囲を飛び越えているんです。学校の先生みたいなんです。だから同じ効果を狙うんだったら，少しゆっくり，テンポをゆっくり話してください。そういうことぐらいの方が僕はいいと思うのです。それから，何かこの人は自分のことが見えているような言い方も多いですよね。

C医師 そうなんです。

下坂 やっぱり赤ちゃんぽくって異様なんだけれど，割と見えているんでしょう，そういうふうに思いますね。お母さんのことだって，いいところ悪いところが言えますしね。それから，お母さんとは最近うまく話ができる？ こう言いますね。細かく言うと，うまくは要らないんです。お母さんとは最近話ができるかという言い方のほうがいいですね。自分のことわかってもらえてる，もらえていないという文脈なんだけれど，私だったら，お父さんやお母さんにわかってもらいたいというのは，あなたのおっしゃることは，それこそわかるよと。だけれど，ひとはあなたになるわけじゃないから，親とはいえども十分にはわからないんじゃない？ というふうに僕は少し因果を含めると思うのです。ある程度気持ちが通じたら，それでいいということじゃないかなあというふうにいうかもしれません。

　それから，あとはお父さんが，早く帰っておいでとか優しいことを言ってくれたんだけれど，条件をお父さんが出しますよね。そして，その条件に対する説明をするということですね。お父さんの悔しい思い，とてもがんばり屋さんだったけれども，高卒のために大卒に抜かれてしまったとか，そういうことを言っていて，お母さんをひどい目にあわせたとか，でもこの子は自分はお父さんに似ていると自分から言うんですね。ということは，珍しいことです。ある意味では洞察力がある。自分はもう絶対お父さんやお母さんに似ていたところがあったら嫌だとか，お父さんに似ているなんて言われたら死んじゃうぞとか，そういう子だっているわけだから，この子は自分が親に似た面があることをちゃんと認めていますよね。こういうのは，やはりよく

見えているということですよね。この隔離療法はよかった面があるんでしょうね。そう思いますけれど。

そして，朝のトイレ。「トイレや洗面所を使っちゃって邪魔だから，そういうことを言っているだけ」というときに，あなたは，「それってお父さんひどいんじゃない，だってあなたも家族でしょう」こういうのは意味ないです。全然意味がない。というのは，本人は結構お父さんを認めたりしているわけで，せっかく認め始めているお父さんをひどいなんて言うのは，どうでしょうか。それから，この子はのろいでしょう。それと，強迫的なところはないですか。

C医師　あります。

下坂　だから，こういう場合には，トイレのマナーとか洗面所の使い方はどうなのかというふうに聞いてみたらよい。そこは絶対必要です。お父さんも頑固で遅刻なんかしたくない人でしょうから，ぱぱっとやって，この子にうろちょろしてほしくないわけですよね。その本人のトイレと洗面所のことを聞かなくては，ひどいかどうか判定できないし，こういうことを言うこと自体が治療的じゃない。本人のほうはむしろ，実際，私ちょろちょろして邪魔だものって言ってるじゃない。そして，あなたがお父さんを非難したら，ちゃんとお父さんを持ち上げるという働きが出てきています。怪我の功名かもしれませんけれど，お父さんを持ち上げているんですよね。本当は愛情があるとか，こう言っているわけです。

それから，保護室から出てどう，少年院みたいだった。これは確かに保護室は辛かったでしょうけれど，何か少しはよかった点はないのというのを聞いてみたほうがいいですよ。保護室といったら，辛かったというふうに決めてしまうと具合が悪いよね。保護室に入って何か得るところがあったというふうに考えることができたとか，1人ぼっちに耐える力ができたとか，そういうことはなかったのか。いい点と悪い点を聞いてあげる必要があります。

第9回面接

（本日入院となったAさんに付きまとっていると看護スタッフからの情報があ

りそのことを尋ねてみた。「向こうから話しかけてきたし，しゃべるなっていうの，無視しろっていうの，私はただお友達になりたかったからしゃべっていただけだし，そんなにずっとベタベタしていたわけじゃない」と大声で泣き叫ぶ。)

〈Aさんは休養するために入院してきたから休ませてあげてほしい〉

（泣き叫び続ける）

〈今までこういうふうに自分の意思とか考えとかが違ったときや，もし相手が誤解しているときでも，こうやって泣き喚きちらせば，何とかなってきたの？〉

先生は全然わかってない。（さらに激しく泣き喚く）

〈今まであなたが言っていた，親は全然，私のことわかっていないというのはこういう感じなの？〉

（突然泣き止み小さくうなずく）向こうから話しかけてきたんだもん。向こうから話しかけてきたんだもん。

〈私はあなたの言葉を信じます〉

うん。

（その後，ナース・ステーションを訪れ担当看護婦に，主治医が目の前にいるのを承知の上で，大声で「さっきの面接，納得いかない。向こうから話しかけてきたんだもん」と訴え続け，それが看護婦に受け入れられると満足げに出て行く。）

第10回面接

〈Aさんとの関係は？〉

自分には，調子が悪いといって逃げるくせして，ほかの人とはゲラゲラ大笑いしてしゃべっている。私は何も悪いことしてないのに……。私のことが好きなら好き，嫌いなら嫌いとはっきり白黒つけてほしい。最初のうちはニコニコしていたくせに，突然態度変えやがって。あいつ，私に死ねって言ったり，みんなに私の悪口言いまくったりするし。

〈あなたに全然問題はないと思う？〉

あたりまえじゃん，なんで？　私が何やったのよ。(泣き叫びながら訴える)
〈相手に甘えすぎたんじゃない？〉
(突然泣き止みうなずく)

第14回面接
〈Aさんのどういうところが好きなの？〉
明るいところ。ねえ先生外出願い出してもいい？
〈**その話は面接の後半でしましょう**〉
もうAさんとの仲は元に戻らないと思う。
〈なぜ？〉
私，年下だしつまらないと思う。
〈どういうこと？〉
もう頭の中グチャグチャでわからない。
(その後，目を閉じたまま黙っている。こちらも暫く黙っていると，たまに薄目を開けてこちらを窺ったりする。)
〈眠い？〉
(首を縦に振る)
〈**今日はもう疲れているみたいだから，面接を終わりにしましょう**〉
(突然目を開けて，姿勢を正し)眠くない大丈夫。(顔を引きつらしている)

第15回面接
(突然話し始める)私，一番好きな人を傷つけてしまったの。
〈誰のこと？〉
フリースクールのスタッフのDさん。振り向いてほしいから卑怯な手を使って。
〈卑怯な手って？〉
自分の手首を切ったこと。
〈Dさんのこと好きなんだ〉
大好き。

〈どういうところが？〉

優しい，愛情がある。一緒にいると落ち着く。

〈お母さんは？〉

普通。

〈どういうこと？〉

Dさんは感情があるけど，お母さんにはない。

〈感情？〉

抱きしめてくれたり，話を聞いてくれたり，要するに愛情ってこと。だから，お母さんは私のこと愛してくれていない。

〈あなたはお母さんに愛してもらいたいんでしょう？〉

うん。ねえ先生，フリースクールに外出するのダメかなー？

〈何か理由があるの？〉

仕事がしたい。みんなに会いたい。どうしても行きたい。

〈行けなかったらどうなるの？〉

気が狂う。ノイローゼみたいな感じになっちゃう。

〈どういうこと？〉

わからない。ねえ外出ダメ？

〈今，フリースクールに行って友達の楽しい話を聞いたりして，それでここに帰ってきたら寂しくなっちゃって，また死にたくなるのでは？〉

ねえ，だめ，何でなの，私いい子にしているのに。（泣き出す）

〈フリースクールに行けなかったらどうなるの？〉

自殺する。

〈やっぱり死のうと思うんだね〉

違う。言ってみただけ。（泣き続け，外出要求を繰り返す）

〈行けなかったらどうなるの？〉

先生を殺してでも行く。

〈殺されても外出はさせません。あなたは死ぬとか殺すとか平気で言えるんだね。随分，命を軽々しく扱っているけれど，ここに入院になったのもそのためなんだよ〉

軽々しくなんて扱ってない。

下坂 このAさんというのはどういうかたなんですか。
C医師 22歳の他の病院に勤務する看護婦さんです。明るい感じでかわいらしいかたです。
下坂 ああ，そうですか。あなたは，Aさんに何だか応援してしまって，Aさんは休養するために入院してきたから休ませてあげて欲しいんだというと，やけてしまうのではないの，すごく嫉妬する。だから，本当を言えば，先生はAさんのことなんか，かまわないでこの患者さんのことを色々と工夫して応援してあげればいいんでしょう。この付きまとっているというのが，何かマイナスなことばかりだったんですか。22歳のかわいらしいお姉さんが来た，ああうれしいなということで甘えられるかもしれないということで，ベタベタしてきたわけでしょう。何かそれを，あまり好ましくないものとして受け取ったんでしょうか。
B医師 ちょっと正確な情報を伝えたほうがいいと思うんです。C医師は面接の内容を中心に書いているので，事実関係が書いていないのですけれど，この患者さんがAさんに悪口を言われていると言っているのですが，現実は，誰もが目撃しているのは全く逆の状況で，大変だったんです。軽症のうつ病のAさんは，付きまとわれ始めると，自分の休養が全く取れなくなってしまったので看護スタッフに泣きついてきた。だけれど，いくらとめても患者さんはAさんに付きまとい続ける。Aさんはとうとうまいってしまって，この患者さんを避けるように努力してみた。するとこの患者さんはみんなの見ているところで床の上に倒れてしまったりと……。それから，このAさんという方は実はフリースクールのDさんというスタッフにすごく雰囲気が似ているんです。ソフトな感じで本当に優しい物腰，内面のきついところを表に出さない接し方をする方なんです。
下坂 だから，それはAさんの振る舞いを見ていると，付きまとうわけだよね。要するに好きなわけだよね。Aさんのことがどういうふうに好きなのかということが大事なことだと思うんです。それはまず素朴な質問でA

さんの好きなところをうんと聞いてあげる必要があるのではないですか。それをしなくて，間柄を割こうとするから，割かれた本人はエスカレートしてしまうんでしょう。Aさんがとっても好きなんだと，好きなところをよく聞かなければいけないし，それをすれば，この人の対人関係の持ち味もわかる。B医師の話だとフリースクールのスタッフのDさんに似ているというし，お父さんやお母さんに求めても得られないものがありそうな雰囲気をもったお姉さんなんでしょう。好きだから付きまとうのはわかるけど，Aさんも養生しているわけだよなという言い方だと，やっぱりお前は悪いよというふうになっちゃうんではないですか。いいとか悪いとかという判定は，精神医療には馴染まないからね。要するに悪口はAさんは言ってないにもかかわらず，Aさんが言ってるんだという方に転倒させることはよくあることではないですか。だから，Aさんに本当はべったりくっついていたいんだけれど，それは，Aさんも嫌だし，治療上も困るということだけれど，そんなこと言ったって，自分はしゃにむにやりたいことはやりたいと，頑固に徹したいわけですから，思いどおりにしたいわけですから，そういう人格障害ですから，そういうふうにめちゃくちゃにAさんに惚れ込んでいるということを，よく聞く必要があります。本人の気持ちがずっとAさんに引っ張られていく，その心の中の現象を細かく拾ってあげて，その上でC医師は，あなたもちょっと分別してよねと言ったほうが僕はいいと思う。厳しく出るのは看護科でやれる。それでいいんですよ。

第17回面接

主治医を変えてほしい。
〈どういうこと？〉
Aさんに何もやってないのに，トラブルを起こしたっていうし，フリースクールへの外出も電話もOKにならないし，とにかく一方的だから。E先生に変えてほしい。
〈一方的？〉
私の話なんか何も聞いてくれないし，何もかもダメだから。

〈E先生のどういうところがいいの？〉
私のことわかってくれるし，何でも言うことを聞いてくれる。C医師が主治医になってから，症状はどんどん悪くなってる。
〈症状？〉
胸が痛くなったり。
〈E先生と話したことはあるの？〉
救急センターにいた時に話をした。外出や電話のこととかはないけど，絶対わかってくれる。
〈どうしてそう思うの？〉
だって優しいもん。
〈優しそうに見えるということでしょう？〉
うん。
〈退院については？〉
E先生に変えてくれるなら，もう少し入院していてもいい。
〈どうしてもう少し入院していてもいいと思うの？〉
苦しいことがあるから。
〈苦しいこと？〉
胸が苦しくなったり，嘘をついてしまったこととか。
〈嘘？〉
本当は嘘をつくつもりはなかったんだけど，悪いと思ってる。
〈何のこと？〉
Aさんが私に死ねって言ったことは私がつくった嘘の話だっていうこと。
〈**主治医の変更は絶対しません。退院するまで私があなたの主治医です**〉
薬を減らして。
〈**薬を飲むとどうなるの？**〉
せっかくお母さんが来ても眠ってしまう。お願いだから薬を減らして。
〈**薬の調整は私がやることで，あなたが減らしてほしいからといって減るものではありません**〉
そんなのわかってる。もし減らしてくれないなら自殺してやる。死んでやる。

〈どこで自殺するの？〉
屋上。
〈それならもう屋上に行くのはやめてもらわなければならないですけれど〉
ただ言ってみただけ。自殺するなんて言ってない。
(その後大声で泣き叫び，主治医の変更と薬の減量を訴え続ける。)

第18回面接

(無人のナース・ステーションに入り，自分のカルテを読むといった逸脱行動があり，隔離施錠とした。)
〈カルテにはどんなことが書いてあったの？〉
ぐちゃぐちゃでわからない。
〈前から見たいと思っていたの？〉
面接で何を書いているのか，夜のナースが何て書いているのか，自分がどう思われているのか，すごく気になってた。
〈無断で見るのはよくないですね〉
そう思う。今までも色々悪いことしてた。
〈例えば？〉
あることないことを他の患者さんにしゃべったりしていた。
〈あることないこと？〉
色々な嘘をついた。
〈例えば？〉
ねえ，電話はまだダメ？　外出は？　フリースクールの雑誌の発送作業に行きたい。
〈どうして電話や外出が許可にならないかわかる？〉
嘘ついてないもん。何もやってないもん。カルテも見てないもん。もう限界。
(大声で泣き叫ぶ)
〈何が限界？〉
電話もできない。外出もできない。いつも私が悪者。ナースは私のこと嫌ってるし。氷枕も持ってきてくれない。他の患者さんにはつくってくれるのに。

第20回面接

(この頃，他患の間では，Aさんはこの患者さんに付きまとわれたために退院に追い込まれたという噂が広まり，病棟内で孤立状態となる。そして，他患の前での大声の泣き叫びや奇声，転倒が頻発する。)

〈今朝，随分泣いていたみたいだけれど？〉

寂しいから。お母さんがいないから。

〈以前は家も両親も嫌いだと言っていたのに，今は好きなの？〉

お父さんもお母さんも私を理解してくれる。

〈理解？〉

存在を受け止めてくれる。

〈どういうこと？〉

前はうっとうしがられていたし，人間的な扱いをされていなかった。

〈人間的？〉

お父さんに，朝，おなかを踏まれて起こされていたこととか。寂しい。1人ぼっちの感じになっちゃう。

〈1人ぼっちの感じって？〉

電話はダメ？

〈電話はダメです。夜，大声を上げて泣いて，他の患者さんに迷惑をかけているような，頭の中が混乱している状態では電話も外出もダメです〉

もう泣かない。保護室出てから，もうずっと2日もちゃんとやってる。だれにも迷惑かけてない。

〈もう2日なんですか。私にはたった2日だと思うんですけれど。2日がもうずっとなら，例えば2年っていうのは，あなたはどう表現するんですか？〉

2日はもうずっとじゃない。

〈それならどういうのをずっとというのですか？〉

3週間とか4週間とか。

〈では，4週間他人に迷惑をかけないように過ごしてみて下さい。4週間色々と我慢できれば，あなたは強くなれるし，そして電話やフリースクールの外出につながるんですよ〉

はい。

第22回面接

おうちに帰りたい。入院前の普通の生活に戻りたい。
〈普通の生活？〉
フリースクールに行く。犬の散歩。友達やお母さんとショッピング。ボーリング。退院したい。ここにいると1人ぼっちの気がして寂しくなっちゃう。でも家だとみんないるから。
〈家がいいんですか，お父さん恐いんでしょう？〉
最近，お父さん私の考えを尊重してくれる。
〈尊重？〉
私の言いたいようにさせてくれる。フリースクールのスタッフになってもいいとか，とにかくあまりダメって言わなくなった。
〈昨日は何度も倒れたみたいだけど？〉
家に帰りたい。家に行ったら倒れない。お母さんと一緒にいれば倒れない。
〈寂しくて1人ぼっちだから倒れるというふうに聞こえるんだけれど〉
違う。ふらついて倒れた。もう倒れないから外出させて。
〈自分で倒れたり倒れなかったり調節ができるというふうに聞こえるんだけど〉
違う。ご飯たべないで歩いたりするから。もうふらついたりしない。帰りたい。来月のフリースクールの発送作業に行きたい。

下坂 今度は主治医を変えろと言ってきたんですね。E先生は確かに女性の先生ですし，優しいと言ったら，それは優しく見えるんだろうと，いい答えですね。その他のことも，こういうふうにやっていいと思います。

　薬を減らして下さいと言うと，薬の調節は私がやることで，あなたが減らしてほしいからといって減るもんではないというのだけれど，ちょっと一般論だと，どういうことになるんですか。この辺はあなたが断固，この子に負けないでというふうにやっているんだけれど，薬を減らしてというのは，どういうふうにしてほしいんだとか，少しゆとりを持ったらどうですか。これ

は，まあ先生が戦略的にやっているとは思いますけれど，本来は薬の問題というのは，薬が多いとか少ないとかというのは本人でないとわからないところもありますからね。だから，この辺は何かあなたが罰としてというか医者の権威をかさにきて，本人の言うことを全部潰しにかかっているみたいで，それはいいのかもしれないけれど，でも，もうちょっとソフトでもいいんじゃない。薬を減らしてって，そこら辺をもう少し聞いて，なるほど，なるほどと言って，しかし減らしたら，あなたはハチャメチャだとか言って，ちょっと減らしてみるとかですね，そういうことも必要なんで，この辺は先生はむきになってしまって，もう何年でもいれておきたいような気持ちになっちゃったんですか。

C医師 確かにそんな感じがします。

下坂 だいぶ入れ込んだわけですね。

C医師 どうですかね，相当イラだっていて。

下坂 イラだっているわけだから，正面対決ですよね。正面対決だから，もうほっぽり出すどころの騒ぎではないですよね。抱えているわけです。正面対決はいいですよ。正面対決はお勧めだけれど，ちょっとゆとりがないですね。

C医師 そうですね。本当に。

下坂 それから，無人のナース・ステーションに入って自分のカルテを読んだら隔離施錠しちゃうんですけれど，どうなんですか，これは。ちょっと説明して下さい。

C医師 この頃は，何か悪いことというか，何かやれば，保護室に入れてという感じでやっていました。

下坂 やっぱり心理療法ですから，相手の心理を読んで，読んだ上で処置をするということがいいわけでしょう。だから，まあ何かあなたはこの方のお父さんみたいで，結構厳しくなってしまっていて，カルテの中を見てみたいというのは，面接で何が書いてあるのか，自分がどう思われているのか，すごく気になったということでしょう。何かわかるような気がしますよね。隔離施錠は，前回は必要だったかもしれませんが，今回はどうだったんでしょ

うね，そういうふうに思います。正面対決になると，売り言葉，買い言葉みたいな論法になってしまって，心理を細かく読んでいく方がおろそかになってしまう。心理を読みながら正面対決をすることはできるわけですよね。

　それから，今度は皮肉っぽくなっちゃう。寂しいから，お母さんがいないからって本音を出しているのに，以前は両親を嫌いだと言っていたじゃないと言って。今は今なんですから，以前に戻すことはないんですよね。この子も結構，ああ言えばこう言うで，きちっと先生に負けずにやっていますよね。結構四つに組んでいるという感じですかね。

C医師　強かったですね。

下坂　強かったですか，でも先生も強いです，なかなか。先生も強いけれども，がっちり四つに組んでいるということだけれど，ゆとりがない。それから，外出はどういうことをしたいんですか，この人は。

C医師　フリースクールに行って，みんなに会いたいとか，そこで発行している雑誌の発送作業をみんなでやるのが楽しみということです。

下坂　素朴に考えれば悪いことではないですよね。ただちょっと，今気持ちが大変混乱してしまっているから，もうちょっと，今は早すぎるよなというようなことで済むことだと思うんです。だけれども，何かここら辺の2日とか2年とか，相当なものですよね。

　それから，おうちがよくなった。里心がついていますよね。普通の生活，ワンちゃんの散歩，ショッピングをしたい。まあ割と甘い夢というか楽しい。おうちは嫌だと言っていたのが，そういうふうになってきたわけで，そうすると先生は，また皮肉を言って，お父さん恐いんでしょうと言うわけですよね。本人はそれを負けずに，お父さんはフリースクールのスタッフになってもいいとか，負けずに言っていますけれど，それに対して先生は，手首を切るような人が何とかかんとかと言ったのかな。まあちょっと血がのぼっているというか，血がのぼらないと治らないというか，そこら辺はわかりませんが，ちょっとゆとりを必要としますね。一呼吸。

　この辺のところは先生がいて，アドバイスをしてくれるかたはどなたですか。

C医師　B医師です。

下坂　B医師は，ここら辺の動きはどういうふうにアドバイスしてきたんですか。

B医師　私はこの治療全体を通して，最後に話すべきかと思うんですが，非常に感動した治療で，担当した人たちみんなに感動したんです。C医師は本当によくがんばったし，口ではもう面接が終わる毎に，もう嫌だとか，とにかくしつこいし，同じことしか言わないしと言いながら，絶対に患者さんの面接では誠意を尽くしていて，切れていますけれど……。でもこの時は本当にC医師はご自分の気持ちを患者さんの前ではコントロールできなかったんだと思うんです。それから，担当の看護婦さんが非常に熱心に，もう嫌だと言いながらも，とにかくこの患者さんをどうやってあげたらいいんだろうと，本当に四六時中頭を悩ませて努力してくれていたんです。そして，C医師と担当看護婦さんは，よく話し合っていました。お２人が情報交換していたし，何より，病棟がこの患者さんによって荒らされていて大変だったんですけれど，保護室を出たり入ったりとか，昼間だけは施錠せずに開放したりという，色々なやり方を病棟医長のF医師と看護スタッフ側が，みなさん非常に理解して協力してくださって，支えられながらやっていたということを感じていました。私はこの時はもちろん多少，C医師には，「まあまあ」という話はしていましたけれど，基本的にはC医師はがんばっているし，ある程度信頼して見ていた感じのところはありました。

下坂　C医師がもう嫌になってしまったとか，お手上げだというふうに言うのを，あなたが聞くというのは大事な役割ですよね。患者さんも同じことで，ああ，もう嫌になってしまったとかいうのを言えるのはC医師しかいないわけだから，悪態をついたり，色々困らせることがあるわけですね。C医師もだれかに言えなければならないから，B医師に言ったと，それで，F医師以下，みなさんが色々支えてくれた。F医師どうですか，ご意見は，今までのことを全部まとめて。

F医師　下坂先生のご指摘どおり，ちょっとこの時期が危ないかなと。C医師は面接が終わるとボールペンを壁に突き刺したりと，そういう苦しい状態

で，患者さんが来るのが嫌だという話を聞いて心配していました。その前後に1度症例検討をしたと思うのですが，まあ境界例水準の状態であろうということはわかるんですけれど，ただ，だからどうだということになると，ちょっと手の打ちようが難しくて，境界例といってもB医師がおっしゃったような非常に異質な患者さんとして病棟に立ち上がっていく人だったので，いわゆる私たちが境界例として今まで病棟で苦労した患者さんとはちょっと違うという感じがあるんです。その異質性を言うのは非常に難しいんですが，私たちが外から見ていると，非常にざっくばらんに言えば，頭も悪そうだし，冴えないし，ボーッとしているし，奇声も本当にこちらが聞いていると，脳みそが腐っているような声を発するんですね。だから，本当に獣みたいな感じなんですけれど，その一方で，C医師の話を聞けば，ものすごく知的なんですね。頭がよくて，下手すると自分が言い込められるというか，やり込められてしまうし，ああ言えばこう言うし，全然頭悪くないですよと言う。そういう感じで，ともかく症例全体をどう理解したらいいのかということが難しかったですね。まあ，境界水準ということはあるにしても。私も，とりあえずどうするかということの1つの仮説として，C医師には言わなかったんですけれども，かなり執拗で粘着的で，色々な面からして，体質的にはコンスティチューションの面から見れば，エピレプティックなところがあるんじゃないかと，この人はスキゾイドでもないし，循環気質でもない，だから，1つの仮説として，それをおいてみようと。境界水準であることはまた別にですね。そうすると，何をしたらいいかということになると，やはり，もしこういう人だとすれば，強い刺激が必要だと。むしろ，微妙な刺激とかというものよりも，メリハリのはっきりした刺激がまず大事ではないか。ある意味で，もしエピレプトイドだとしたら，どちらかというと刺激希求のような状態がありますから，これは境界例もそうなんでしょうけれど。その辺を少しはっきりさせて，いいものはいい，悪いものは悪いということをはっきりさせた方がいいと。もう1つは，確かに最初，保護室の長期治療というのはよかった面もあるんですが，その中で，非常に強い自傷ですね，本当にドスッていうようなぶつけ方，そういう自傷例が，保護室でだんだん悪くなっ

ような感じがして，その後からああでもないこうでもないと嘘をつき始めるという，収拾がつかない状態が出てきているような感じがしていたので，もしエピレプトイドだったとすれば，保護室治療というのはやり方としてはまずいんじゃないか。つまり，やったこと，やったことに対してきちんと保護室で隔離はするけれども，長期の使用をするとかえって悪くなるので，なるべく次の日には施錠を解除しますというようなことと，それから，必要な時はきちんと注射をするというようなこととか，そういう大まかな枠をこの頃に少しお話した覚えはありますけれども，それがよかったのかどうかは，今でも私はわからないのですが．

下坂 境界例として異質なところがあるというふうには僕はあまり思わないんですけどね．会ってみると，お話も通じるし，結構頭もいい，保護室に入れられた時は獣みたいと，こういうわけで，要するに極端ですから，両極端ですから，私はかなり典型的な境界例というふうに思うのです．境界例の人柄の傾向で一番目立つのは強迫性ですよね．強迫性というのは粘着性にも裏打ちされていて，例えば質問強迫みたいな形で，ねえねえ，いつ退院できる，いつ退院できるとか，電話は，電話はとか，外出は，外出はとか，こういうわけでしょう．コンスティチューショナルなものがあるのはまず明らかだと思うのです．僕は境界例というのは，コンスティチューションは間違いなくあると思うんです．F医師が言ったことと大差ないんですけれど，そういうしつこさとか，一本調子とか，思ったらすぐ実現しなければ気がすまないとか，相手からむちゃと思われても，何が何でも通したいとか，そういうところはあると思うのです．だから，粘着性プラスアルファがあるんでしょうね．

G医師 先生が急に余裕をなくした理由ですけれども，やはり主治医交代というのはかなり響いたわけですよね．

C医師 いいえ，そうでもないんです．

G医師 何が一番響いたんですか．

C医師 患者さんが大声で泣いて叫ぶことが頻回になってきたので，何となく看護婦さんからプレッシャーをかけられて，ちょっとまずいな，とにかく何とかしないと，今後，病棟で働きづらくなると．

G 医師 それもあったかもしれないけれど，主治医交代で，やはり先生は E 先生に嫉妬したというか，そんな気もあったのではないですか。

C 医師 そういうことはないんですけど。とにかくこの時は血がのぼっていました。自宅に帰っても，何かもうひどい状態だったというか，八つ当たりしたりで，もうめちゃくちゃな感じで。とにかく，自分の生活をめちゃくちゃにしてくれる人だから，ちょっと何か徹底的にという感じでした。

下坂 境界例は伝染するんですよ。先生もその時，ちょっとボーダーラインみたいな。

C 医師 そうですね。

下坂 伝染したんでしょう。この人の対人関係，優しいお姉さん，A さん，D さん，E 先生という一連のものがあるわけでしょう。それをやや学問的に，頭を冷やして，言い換えてみたらいいのではないですか。あなたは，レズかというような調子でね。うまく冷やしながら細かく追ってみたらいい，女の人に惚れっぽいところをね。やはり，それがこちらがボーダーラインになってしまわない，距離をおいて，サイエンティフィックに扱っていくということですかね。それは，G 医師がおっしゃったように，あなたは E 先生に，やいたのかもしれません。それはやいてもいいんだけれど，そこの分析をすればいいわけだから，そういうことではないかな。

どうも，この人は一連のものがあるでしょう。お姉さま好きというのが，そこをよく捕捉していけばいいんだけれど，あなたがそこまで入れ込んで，もうあなたも，めちゃめちゃであるというふうになったのは，この人の治療に一生懸命なせいだよね。今さら E 先生に譲れませんよね。ここでがんばらなければ，それはそうです。うつるんです，境界例はね。大変でした。この文面を見ると大変に見えないのは，B 医師が指摘したように，この人の行動を描写していないから，しゃれたことを言っているというふうに思ってしまって，結構扱いのいい患者さんのような錯覚を私は起こしてしまうんです。

第24回面接

〈土曜日の午後や日曜日になると調子が悪くなるんですね〉

平日は無理しているから。

〈どういうこと？〉

外出OKにしてもらいたいから，C医師のいるときは泣かないし，いい子ちゃんしている。もうつらい。もう治ってるよ。もうよくなっているのに。

〈何が？〉

もう手首切ったりしないし，何で入院していないといけないの。もうどこも悪くない。ここにいると精神状態がおかしくなる。

〈精神状態？〉

まともじゃなくなる。

〈どういうこと？〉

幻聴があったり。

〈あるの？〉

そんなのない。そういうふうになっちゃうってこと。(大声で泣き叫ぶ)

〈どうしてほしいの？〉

退院させてほしい。(突然泣き止む)

〈困ったな。退院して何をするの？〉

おうちでゆっくり休む。

〈休む？〉

ここにいるとストレスがたまって疲れちゃう。

〈ストレス？〉

電話や外出がだめだっていうこと。

〈どうして家がいいの？〉

暖かいから。

〈暖かい？〉

お父さん，お母さんの愛情がある。

〈愛情？〉

お誕生日にプレゼントを買ってくれたりする。眠い。だるい。おうちに帰りた

い。
〈困ったな〉
私は土曜日と日曜日は何もしていない。間違ってない。一方的。横暴。（面接室を出ていってしまう）

第28回面接
〈4週間の約束だったけれど，自分なりに評価するとどう？〉
ちょっとは泣いたけど，我慢できるようになって，倒れることも少なくなった。
〈どうして変わったの？〉
がんばってフリースクールに外出するため。
〈だいぶ我慢できるようになって，あなたも強くなってきたけれど，もう少し頑張ればもっと強くなれると思いますよ。今回は電話だけ許可します〉
（大声で泣き叫び続ける）

第29回面接
（前日の夜間，リストカッティングを行ったため隔離施錠）
〈きのうはどうしたの？〉
手首を切れば強制退院になるって，他の患者さんが言ってたから，前にもそういう患者さんがいたって。もう1度チャンスをちょうだい。
〈何のチャンス？〉
外出のこと。今日はもうここから出て大部屋に戻る。
〈戻ってからどうしていくの？〉
おとなしくしているから。そうしたら1週間くらいで外出させて。
〈約束を破ったのだから，しばらくここで反省してください〉
（大声で泣き叫び，氷枕を投げつける）

第31回面接
教授回診には出たくない。
〈どうして？〉

嫌なことを聞いてくるから。
〈**どんなこと？**〉
なぜ保護室に入ったかとか，1日，何をして過ごしているかとか。
〈**教授に直接，こういうのが嫌だと言ってみたら？**〉
恐くて言えない。もし言ったら，もっと入院が延びたりするんじゃないかと思うから。
〈**両親にもそういうことがあるから，言いたいことが言えないの？**〉
そんなことはない。
〈**お母さんのこと好き？**〉
うん。
〈**甘えたいの？**〉
うん。甘えたいけど弟がいるから甘えられない。弟が生まれる前みたいにお母さんの膝の上で寝たい。いつもお姉ちゃんなんだからって言われて。（言葉をつまらせて，シクシク泣く。明らかにいつもの泣きかたとは異なる。）
〈**今度，お母さんが面会に来た時，今思っていることをお母さんの前で言ってみましょう**〉
うん。

下坂 少し落ち着いてきたんですか，山場を越えてきたんですか。
C医師 そうですね。
下坂 先生の中に，どうして何々なのというのが多いけれど，あんまり，どうして家がいいのという質問は僕はあまりしない方がいいと思います。家がいい，どういう点でというふうに言うべきだと思うのです。

　強くなってきたと，我慢できるようになったというわけですよね。もう少しがんばれば強くなる。この人はあまりがんばられては困るわけでしょう。もう少し，こらえてくれればとか，もう少し辛抱してほしいとか，がんばるという言葉はこの子にはあんまり当てはまらないような感じですよね。

　ハードな対応なんだけれども，先生の中で基本的にはこの人をずっと支えていくというか，この人を支えて，先生も粘っこく離さないというのが伝わ

っているんでしょう。だからいいんだと思うんですね。

　それから，弟さんに対するねたましさとか，弟さんがご両親からどのようにかわいがられているのか，それをよく聞くことが必要ですね。そして，本人がそれをどうとらえているかということは大事ですね。

第 32 回面接

〈この前のことをお母さんに言ってみましょう。もっとお母さんに甘えたいんでしょう？〉
うん。
〈それなら，自分の気持ちを言わないと〉
……。
(その後母親が「そうだったの，お母さんいつも怒ってばかりいたね。これからは甘えてもいいのよ」というと本人はうなずく。)

第 37 回面接

私，自己反省したの。
〈どういうこと？〉
今，保護室に入っている患者さんがドアをドンドン叩いたり蹴ったりするのがすごくうるさくて，こんなに他人に迷惑がかかることだったんだっていうことがわかったの。

第 39 回面接

〈今，一番安心できて，ゆったりできる時ってある？〉
お母さんと一緒にいるとき。とにかく，お母さん優しい。早くあなたが家に帰ってくるのが楽しみって，この前言われて，何かお母さんに愛されているって感じた。ゴールデンウィーク家に帰りたい。
〈ゴールデンウィークに何かあるの？〉
お母さんとクッキーとかつくりたい。
〈我慢することであなたはどんどん強くなってきていますね。もう少し我慢で

きますか？〉
あーあ，やっぱりダメか。
〈ゴールデンウィークには両親にここに来てもらいましょう〉
うん。

第40回面接

〈家とフリースクールどちらに行きたい？〉
うーん，やっぱりフリースクールかな。友達もいるし，家だと1人ぽっちになっちゃうし，私基本的に1人になっちゃうの嫌だから。家は寂しい。音楽聴いたりして気を紛らわしているけど，やっぱり寂しくなっちゃう。お母さん週に2回働いているから，そのときは寂しくなっちゃう。
〈だから，あなたは両親が面会に来てくれると，とてもいい顔するんですね。あなたのそのいい顔を見ていると，私はフリースクールより両親のいる家の方がいいんだと思うんですけれど〉
うーん，確かに友達と会うのも嬉しいけど，やっぱり両親が来てくれたときの方が嬉しい。愛情も感じるし。
〈それならまず，両親のいる家に帰り，そこで両親と上手に過ごせるようになってからフリースクールに行く方がいいのでは？〉
私もそう思う。それからでも，フリースクールに行っても遅くないし，家のほうがいい。
〈それなら，フリースクールじゃなくて家に帰ることを目標にしましょう〉
そうします。

第46回面接

（この頃になると，面接では雑談も可能となる。）
〈自分の性格ってどう思う？〉
几帳面でバカ真面目，やり出したらとまらない。ストップがかけられない。だから疲れちゃう。でも最近は自分でも少しストップがかけられるようになった。のほほんとしているところもあるけど，バカ真面目なところはお父さんに似た。

のほほんとしているところはお母さんに似た。2人から性格を受け継いだけど，どちらかといえばお父さんに似ているかな。

第49回面接

〈最近，泣いたり倒れたりがなくなったけど，あのときはどんな感じだったの？〉

ひどかったなー。3〜4カ月前が一番ひどかった。カルテを無断で見て保護室になっちゃったし，その後，手首切って，また保護室になっちゃった。私，すごい泣いてたし，倒れまくっていた。何か寂しかった。両親との仲も悪かったし，だから同情してほしくて。それと今まで主治医変えろとか，あることないこと何でもかんでも，嘘言ってた。何かそうすればみんな同情してくれると思っていた。何かめちゃくちゃだったなあー。

〈最初にデパートで手首切ったことを覚えてる？〉

カミソリ買って，デパートのトイレに行ったの。死んでやろうと思って，切る時はこのまま死ねたら楽だなあという感じ。でもその後は全然覚えてない。気がついたら救命センターで，はさみで洋服を切られて恥ずかしかった。今だから言うけど，高校生になってこんなことやってバカだなーと思う。あの時は両親が私のことで毎日ケンカしていて。それがとっても嫌だった。でも今は両親も仲がいいし，自分も両親とうまくやっている。

（この面接の約1カ月後より自宅外泊を開始した。その後，数回，外泊を繰り返した。）

第65回面接

〈家でのメリットは？〉

家族みんなで一緒にいれるし，外出とか好きなこともできる。

〈デメリットは？〉

病院に戻るとき，駅で，なんとなくまた1人になっちゃうのかなあと思って寂しくなっちゃう。それと，お母さんが私の好きなものを食べさせてくれるから，食べすぎて太っちゃう。お母さんが自分のこと気を遣っているのがわかる。無

理してるなと思う。
〈どういうこと？〉
犬の散歩だって，本当は私がやらないといけないんだけど，お母さんがやってくれる。
〈病院でのメリットは？〉
みんなと楽しくお話できたりすること。今は入院してよかったなと思う。
〈どういうところが？〉
うーん難しいな。色々な看護婦さんに会えたから。親にこんなに愛されているんだと思った。
〈どういうこと？〉
だって週に2回も来てくれるんだよ，みんなそんなに来てもらってないよ。
〈デメリットは？〉
お母さんとの面会が2時間しかなくて寂しい。
〈今は家に帰ること，つまり退院を目標にしているけど，退院に対する不安はある？〉
家だと好きなことができるし，生活のリズムが狂っちゃうのが心配。
〈どういうこと？〉
夜11時頃までテレビ観たりするから，朝起きるのが10時くらいになっちゃう。それと家に帰るとお母さんにべったりしちゃうんじゃないかと思う。
〈どうして？〉
お母さんも子離れしてないけど，私の方がもっと親離れしてない。やっぱりいつまでも親に頼っていちゃいけない。
〈どうしてそう思うの？〉
結局は親と離れるときが来るし，私もう18歳になるから。
〈離れるのって寂しいでしょう？〉
ちょっとは寂しいけど，前よりは寂しくない。今はちょっと違うもん。
〈どういうこと？〉
うーん，自分でもよくわからない。

下坂 まあ嵐が過ぎて，なぎが来たというか，先生も，もうここら辺は気持ちはだいぶ収まって．

C医師 楽になりました．

下坂 そうですか．几帳面でバカ真面目，やりだしたら止まらない人，だから疲れちゃう，でも最近は自分でもストップがかけられるようになった．バカ真面目なところはお父さん，のほほんはお母さんに，2人から性格を受け継いだけれど，どちらかというとお父さんに似ているかな．こういうのってボーダーラインの人は相当によくなったときでないと，なかなか言えない言葉です．こういうのを，この人はちゃんと言えるんですよね．大暴れをして獣みたいでもあるけれど，自分がよく見えるところがあるんですよね．こういうところは，自分が見えていて感心するんです．治療がよかったせいもあるでしょう．

家のメリット，デメリットとか，入院のメリット，デメリットとか非常に落ち着いた治療になっています．問題ないです．対決していたときは，どうしても先生の方もちょっと言い過ぎみたいなのがあったけれど，でもその言い過ぎに負けずにやるこの子の強さもあったから．

お母さんが週に2回も来てくれるなんて，先生が設定したわけですよね．それが大成功だったわけです．それをちゃんと守ってくれたということで，この大物さんを，結局入院期間はどのくらいですか．

C医師 9カ月です．

下坂 9カ月でここまで仕上げるということは大変な力量ですね．実にうまいと思いますね．感心しました．これはあなた1人ではない．周りのサポートがあったから，こういったんでしょうけれども．

本人がまだいい子ちゃんやっているときの先生の面接というのは，未来志向的でなかなかよかった．それから悪い子ちゃんになったときも，先生はたじろがないで，ほうりださないでやったということですね．ボーダーラインだけは嫌だという人は，この荒れてきたときにたじろいでしまうからでしょう．あなたはたじろがないで済むことができた．それに愚痴をこぼす相手もいたし，物にもあたったりもできたし，色々できたからよかったと思います

ね。これは見事な治療だと僕は思うんですね。研修2年目にして，こういう大物のボーダーラインを治療できるというのは大したものだと思います。
G医師 本当によくC医師がもちこたえて，ここまできたなという感じがしました。まあ先生もかなり初めは嫌な気持ちはあったというけれど，相当てこ入れしたというか，相当力を添えたんではないですか。それは自然にそうなってしまったのか，だんだんずるずるっと，初めはそれほどではなかったのが力が入っていったのか，自分を振り返ってみて，どうなんでしょうかね。
C医師 私もちょっと強迫的なところがあるので，ずんずんずんずんいってしまったという感じです。
G医師 何でもやりだしたら，途中でほうりだすということはしない性質ですかね。
C医師 ほうりだすこともあるんですけれど……，結構いっちゃう方なんです。
G医師 下坂先生もおっしゃったように，そういう治療者の方で離さないという姿勢がよかったんだと，私は思います。
下坂 境界例の人に巻き込まれてはいけないとかいって，やたら距離を取ろうとする人がいるでしょう。でも彼らは人を巻き込んで，治療者が右往左往して，青くなったり，赤くなったりするところまでいって手ごたえを感じて成長していく面もあるわけです。ですから，先生はうまい具合に巻き込まれてくれて，懸命になったというところがあって，それを例えばマイナスにとって相手の術中にはまった，こういうふうな見方は僕は取らないです。境界例の人は，やはりそういう体験，治療者に盛んに挑んで，治療者はそれに応戦して，対決という形をとった支えを続ける。そういう経験を経ないとよくならないのです。境界例には，ある程度巻き込まれがないとよくならないというふうに私は思います。そういう点で，先生の治療はよかったと思うのです。

　大変結構でした。

■症例の薬物療法

　入院当初は気分安定を目的として，テグレトールを主剤としていたが，コードで首を絞めるという自殺行動が認められ保護室隔離としてからは，コントミンを追加して経過を見ていた。しかし，中等度の薬剤性肝障害の出現によりコントミンは中止とせざるを得なくなった。その間，リーマスの使用も試みたが甲状腺機能低下を呈し中止としている。その後，セレネース，ニューレプチルの使用にて保護室内での頻回な強い自傷行為に対処していたが，さほど効果は上がらなかった。一般病室に移ってからは執拗な外出要求や他の患者とのトラブル，転換症状などが強く現れ，セレネースの増量及びバルネチール，ランドセン，デパケン R などを開始。最終的には，セレネース 24mg，バルネチール 1200mg，テグレトール 800mg，デパケン R 800mg，ランドセン 6mg で状態は安定した。

■担当医による感想

　入院当初，治療者側は患者さんを退行させずに退院に持ち込もうと考え，当り障りのない面接を心がけていた。つまり，最初からたじろいでいたわけである。しかし，このような面接は長続きせず，患者さんの自殺行動や外出要求などによって打ち崩された。そして，面接の方法を変えざるを得なくなったわけだ。すなわち，正面対決である。精神科の医師は常に優しく，患者さんの話に耳を傾け，「対決」などということはあり得ないと思い込んでいた私にとって（このころは，完全な素人だった），この正面対決は，「本当に正しいのか？」「ただ単に毎回，口げんかをしているだけなのではないか？」「これが治療なのか？」と何度も疑ったのを覚えている。そして，正面対決において，らちがあかない日々が続くにつれ，患者さんはもちろんのこと私自身も不安定になり，毎朝出勤時，病院が近づくにつれ「憂うつな気持ち」になったことを記憶している。このような状況において，副主治医，病棟医長，看護スタッフなどをはじめとした皆さんのサポートが助けとなり，結果として患者さんも私も，持ちこたえられ治療が成功したのであろうと確信している。そして振り返ると，患者さんが退院されたとき，私もほんの少し

「素人」の域から脱したのではないかと思う。

省みるとこの症例における様々な経験が現在，私の精神科医としての基本骨格になっていることは間違いない。下坂先生をはじめ患者さんを含めた皆さんに感謝している。

―――下坂先生からひとこと―――

　これは治療者の能力とチーム医療の利点が発揮された見事な症例報告ですが，私の意見は見当はずれが少なくなく，読みかえしてみると忸怩たる思いがします。たとえば，第20回面接において保護室を出てからもう2日もちゃんとやっていると言い張る患者に対して，治療者は，2日がずっとなら，2年っていうのは，あなたはどう表現すると返しているのは巧みです。これに応じて患者はすぐ自省する。すかさずずっとは何かと迫り，3,4週という答を引き出して，「では，4週間……」と当面の目標を治療者は立てています。このやりとりに私はケチをつけていますが，むしろ絶妙の問答というべきでしょう。

　また，B医師・F医師の発言をみてもわかりますが後ろ盾が光っています。それは薬物療法の工夫にまで反映しているようです。

4. 人間関係において，認識に誤りの多い女性患者

症例 29歳，女性
診断 過食症
性格 淋しがりで依存心が強い。努力しない，自意識過剰。
身長・体重 155cm・58kg
事例紹介 東京都某区にて出生。患者は有名私立女子大学に推薦で入学，そして卒業後は親のコネもあり有名保険会社に就職した。父は工場を経営し，母もそれを手伝っている。3歳年上の姉は有名私立大学卒業後，外資系の銀行に就職。姉は単身生活をしており，両親と患者の3人暮らしであった。

中学，高校まではどちらかというと親の言うことを素直に聞くほうで，高校の規則は厳しかったが特に不自由さを感じていなかった。大学2, 3年頃からやせたい気持ちから食事制限をし，後，嘔吐をするようになった。嘔吐をすると体重が減り，何を食べてもいいのだと思うようになり過食するようになっていった。次第に，指を使わずに腹に力を入れるだけで，嘔吐出来るようになった。大学卒業時は，入学時より15kgも体重が減少した。父は，患者にとって優しい存在。母は患者にとって高校までは何でも話せる相手だったが，大学入学後，合コンなどで帰宅が遅くなるにつれ口うるさく言うようになり，過食，嘔吐については激しく非難した。姉も摂食障害の既往があるが，完治している。

就職後は，本人曰く会社内のいじめのストレスから，退社後すぐにファーストフードなどで過食，および嘔吐をしていた。また，ほとんど毎日のようにジムでエアロビクスをやり，終了後は仲間と深夜まで居酒屋で騒ぎ，その後は自宅で嘔吐していた。ここでも人間関係でトラブルが生じていた。入院1年前から会社のカウンセラーを訪れ，後，嘱託の精神科医に薬物療法も受けた。入院2カ月前から，連日の過食による疲労で休職していた。

D医師（主治医） 症例は，29歳，女性です。X年3月○日に第1回任意入

院となっています。入院時診断は過食症。入院時主訴は過食嘔吐の繰り返し，およびそれによる疲労感です。入院時主症状及び所見。前日まで過食嘔吐があり，過眠傾向でしびれて動けないような抑制症状もありました。年齢相応の話し方をし，礼儀正しく，入院を勧められた後は，自分の意思にて入院し，病気を治したい気持ちでいることを語りました。早口ではありませんが，やや多弁ぎみに話していました。アトピー性皮膚炎のために眼瞼周囲の紅潮が著明でした。身長は155cm，体重は58kgぐらいでした。性格は寂しがり屋，依存心が強い，流れに逆らわない，努力しない，思い込みが激しい，自意識過剰，人を信じすぎるところがある。

下坂 性格については自分でおっしゃったの？

D医師 全部，ご自分で。

下坂 これ後でいちいちどういうところというのは確かめてみましたか。例えば流れに逆らわないとか，努力しないとか，思い込みが激しいとか，自意識過剰とか，それはどういうふうなことなのか。

D医師 1つひとつについて聞くことはしなかったんですが，大体はわかるなというところもありました。

下坂 大体はわかるけれど，結構自分の気立ての特徴をよくわかっていらっしゃるから，この人のケースだったら，例えばどういうことですかと，詳しく性格傾向を聞くと，この方の生き方というか，生活態度がかなりわかるんじゃないですか。これだけおっしゃるんだから，1つひとつ押さえて，寂しがり屋というと，どういう寂しがり屋なのか，依存はどういうところに出るんですかとか，その他全部聞いても良かったような気がしますね。こっちが早わかりしてしまうけれども，最初から実例を教えてもらってもいいんではないですか。

D医師 家族歴。父はあまり口を出さない人。糖尿病のため内科に通院中，精神安定剤をもらっている。母は，患者さん曰く，中学校，高校までは何でも話せる人だった，子離れが出来ていない人。ご本人が大学に入って，合コンなどに行き，飲んで遅く帰宅するようになってから口うるさく言うようになった。お姑さんにかなりきついことをされていたんだとかで，かわいそう

な人だということも言っていました。ストレスをずっとためていて，それで爆発するとおっしゃっています。完ぺき主義でかちかちの人。母は酔った勢いで，患者の過食の現場を見つけると，勝ち誇った態度で怒るということでした。初めはしのび足でやって来るとも。姉は，ご本人と同じく大学2年のころ拒食歴があります。精神科にも少し受診したんですけれど，ほとんど自然に治っていったということでした。

夫婦仲。祖母がいたころは嫁と姑の関係が悪く，父はよく外で飲んできていたが，今は一緒にゴルフに行ったりするということで，ご本人と母とのクッションになっている印象がありました。

生活歴。東京都出身。小学校卒業後は私立某有名女子大学付属校中学へ進学しています。推薦にて同某有名女子大に入学しています。成績は中の上ということでした。アルバイトなどもしていました。卒業後は某有名保険会社へ親のコネもあり就職したということです。就職後は統廃合などもあり，7年間勤めていますが，この間，5回部署がかわっています。X年1月上旬より休職中です。

既往歴。4年ほど前より花粉症とアトピー性皮膚炎が指摘されます。現在も治療中です。現病歴ですが，生活歴も入ってきますが，子供の頃，父曰く，目が合うとニコっと笑うかわいらしい子だったということです。ぶーちゃんというと，すぐ怒ったりデリケートなところもあったそうです。ご本人曰く，子供ながらに大人を喜ばせるのも疲れるなと思ってニコニコしていたこともあったそうです。中学，高校はどちらかというと人気者だったそうです。高校の規則は厳しかったんですが，特に不自由とは思わずに生活していました。本人は覚えていませんが，高2の頃，急にご両親に，私はもういい子にならないと言い始めて，その頃から自分の考え方を必ず実行するようになっていったと言います。大学2,3年の頃，やせたい気持ちから食事の減量を始めました。のち，嘔吐するようになり，嘔吐するとやせ，何を食べてもいいんだと思うようになっていき，過食に陥りました。拒食歴はありません。嘔吐は現在では指を使わずに腹に力を入れるだけで可能となっています。大学卒業時は入学時のマイナス15kg，42kgにまでなっています。就職してからは

ストレスから，本人曰く会社内でいじめを受けたと言っています。退社後すぐファーストフードで食べ，帰宅途中に吐けるトイレを予め心に決め，嘔吐をしていました。1日1回は必ず過食嘔吐をし，食べる前から，これは油物だからと吐くことに決めていました。ほとんど毎日のようにジム，主にエアロビクスに行き，次第に友人と会うのが目的となり，ジム本来のことはせずに，ただ会いに行くということもあったそうです。それが終わった後，深夜まで行きつけの居酒屋で飲んでは家で嘔吐をする，という生活だったということです。ジム仲間内で仲間はずれにされたこともあります。X-1年3月より会社のカウンセラーを，8月からは嘱託医を定期的に受診なさいまして，薬物治療も受けていました。NABA（日本アルキシア・ブリミア協会）にも数回，参加なさっています。休職後は過食，嘔吐をした体が言うことをきかないようなだるさとともに，夕方まで臥床をしていて，後，夕方になってからはジムに行き，一生懸命エアロビクスなどしまして，深夜まで友人たちと飲んでいました。帰宅後は酔って寝てしまわなければ，嘔吐していたということです。

■入院後面接

> 入院時面接（姉同伴）

〈入院は自分の意思ですか？〉
はい。自分では私は過食をして吐くだけで，あとは普通だと思っていたんです。学生時代，吐いているとき，自分でも少しおかしいなと気づいてはいましたが，もう泣きながら吐いていることもありました。とにかく過食に疲れたというか，ゆっくり休みたくて，誰か何とかしてって感じでした。

〈どのように過食嘔吐するのですか？〉
最初からこれは吐くものと決めてから。吐くものは油物が多いです。豆腐とかおひたしは吐きません。

〈どれぐらいの量を買ってくるのですか？〉
コンビニで売っている500円の弁当4つとプリンやヨーグルトを2個とか，おにぎりなら8から10個，人の分を買っている振りをしていました。

〈理由があって過食するのですか，どんな気持ちで？〉
最近は寂しさから食べています。後悔やつらさが残ります。その後スポーツジムに行きます。レッスンが終わったら友人と飲みに行きます。
〈お酒はどのぐらいどんな飲み方をしますか？〉
焼酎1ビンの半分ぐらい空けます。ボトルキープしてあります。1人では飲みません。記憶のないぐらいの飲み方をして自暴自棄になっている時もありました。
〈自分を傷つけたことは？〉
こういう死に方をすれば上司に嫌がらせできるとか考えたことはありますが，実際傷つけたことはありません。
〈いつごろからやせたいと思っていましたか？〉
私がいつも太めだったので，いつもやせたいと思っていました。高校3年生のときは62kgぐらいありました。減量するときは下剤を使ったり，44kgまで落ちたこともありますが，大体50kg前後でした。

下坂 この初回面接は何分ぐらいですか。
D医師 時間は60分弱。
下坂 1時間弱ですか。初回面接というのは，時間的にいうと1時間半ぐらい取った方が普通はいいですね。あとは短くしてもいいけれど，そのぐらいになってしまうのです。この方の印象とか，先生の感想は？
D医師 お化粧もせず，あまりおしゃれな格好もしていなかったんですけれど，ご本人が言うとおりに疲れた印象でした，年齢相応とは思いましたけれども。髪はショートカットで少し茶色く染めていましたけれども，派手という感じはしません。体格は少しがっちりぎみでしたけれど，決して太っているという感じはなかったです。あとからはちょっと印象がだいぶ変わってきますが，少しかわいそうなんだなという印象がありました。
下坂 どこがかわいそうだった？
D医師 こういった症例を持つのは初めてなんですけれど，過食嘔吐というのはかなり疲れるんだろうなという。

下坂　過食嘔吐はつらいだろうな，かわいそうだなと，じゃあ治してあげたいなと思ったわけですね。減量するとき下剤使って62kgから44kg，44kgっていうのは大した体重じゃないけれど，ちょっと普通のダイエットよりはもう少し程度が強くないですか。拒食については触れてないけれど，まあ準拒食でしょうね。それからかわいそうだなと思うのはいいんだけれど，過食と嘔吐の時，私もいろいろ本に書いたけれども，かわいそうではあるんだけれども，どの方でも，ストレスの解消にはなっているんですよね。ですから，過食嘔吐をして，つらいけれどちょっぴり救われる面というのも，やはり聞くのが定石というかな。それから，入院したわけだから，治療目標を立てなければならないから，私もしょっちゅう聞くことなんですけれど，大体どういうふうになりたいのか，どういうことを期待しているのかとか，そういうことはお聞きになりましたか。

D医師　とにかく休みたい，休養したいと。

下坂　休みたいわけですよね。この過食嘔吐のこと，書いてあるけれど，随分遅い時間にやるんでしょうね。だから朝起きられないとかということがあるわけですね。この辺をずうっと振り返ってみて，D医師が強調したい点はありますか。

D医師　最初は親の期待通り明るい良い子だったのかなという感じがするんですが，高2のころから急に何かがあって，自分の意思で，親に従わずに生きていくみたいなことがあって，これに引っかかりました。

下坂　まあ摂食障害の患者さんは，こういうことをよく言いますよね。子供ながらに大人を喜ばせるのも疲れる，なんていうのも。子供というのは誰でも大人を喜ばせようとするけれど，そんなにうんと喜ばせようとはしないわけだから。

司会　ご質問とかご意見とか，また印象，いかがでしょうか。

嘱託医　追加しますけれども，私が見た時は外来の治療で何とかなるかと思ったんですけれど，やはり家族関係がかなり悪いということがわかってきて，入院を勧めたんですけれど，最初はとても入院だなんてと言っていて抵抗が

あったんです。ところがだんだんと本人の方から，居場所がなくなってきたと言いますか，会社も仕事もつらくなってきて，家も居心地が悪いし。それからこの人はジムというのが1つの好きな場所だったんですけれども，そこでの人間関係が悪くなってきたり，インストラクターを好きになったり。相手はあまり関心を示さないということだったと思うんですけれど，そういう挫折感とかで，居場所がなくなってきて，入院せざるを得なくなったというふうにだんだんと追いつめられてきたということです。印象はがっちりしていて，とてもいじめられる感じはしなかったですね。

下坂　家庭環境の悪さというのは？

D医師　お母様は冷たい感じで，ご本人を心配はしているんでしょうけれど，異物扱いというか，家族面接の時も1回も目を合わさずに帰って行きますし，家ではほとんど話をしないし。お父様はどちらにも優しいというか，お母様のことは，あきれている感じなんですけれど。興奮したりすると，子どものように泣き喚いたり，ばんばん床を叩いたりするような方らしいので，扱いかねているところもあるみたいなんですけれども。

下坂　お母さんというのは，あまり大人になりきれていないような，幼い未熟なお母さんですね。だけれど，子どもには愛情があって，まあ事故があったら大変だとか，変な男ができたら大変だとかという，どこのお母さんも心配するような心配をしてくれるお母さんでしょう。

D医師　そうですね。過干渉といえば過干渉ですが，私は当然だろうなと思いました。

下坂　当然だよね。そういうお母さんですね。そしてご本人はお父さんとは何でも話せる良い話し相手というのですね。本当にそうなんだろうか，例えば恋人のことなんかも話しているの，お父さんに。

D医師　詳しいことまでは，男性ということで話せるにも限界はあるとおっしゃっています。

下坂　そういうお母さんを嫌って，症状も始まったかもしれないけれども，大酒飲むとかいろいろお母さんに嫌がるようなことをするから，悪循環ですね。それでだんだん距離が離れてきた。こういうことで，お母さんとの仲が

悪い，これはポイントだから，お母さんとの仲をあなたがどうしたいんですかとぜひ聞きたいですね。実現出来るか，出来ないかは別として，そういう希望を聞いてみる必要がありますね。

H医師　過食症の薬物療法について，少しお話していただけますか？

下坂　まあ私は，ご本人さんとか親御さんに，過食嘔吐に関する知識とか心理教育というのをやるようにしているんです。要するに薬がドラマティックに効くということはあまりないでしょうね。全然効かないとは思わないですけれど。抗うつ剤が無効だという人があるけれども，続けて飲んでいると何か多少効いていると思うのです。そう思うし，日内変動がある人が多くて，夜中になると元気が出てくる人，非常に多いです。（薬物療法について詳細は割愛）私は患者さんに「過食嘔吐は，これは当分しょうがない，ただ嘔吐した後，あんまり後悔しない方がいいよ」ということは言いますね。それがいいかどうかわからんけれども，「中途半端でダイエットするとまた中途半端だから，食べたい時期というのは思いっきりやった方がいいじゃん」と言うことが多いかな。そういう形にして，そこら辺は，私，親にも会いますから，親にも徹底しますけれども。もちろん親と医者は違うから，「親御さんは見かねたら止めていいですよ。ただ医学的には結構こういう過食というのは，ある程度思い切ったところまでいかないと，なかなか卒業できないかもしれませんね」というふうにいいます。でも親は治療者ではないんだから，見かねたら注意をする，体に悪いよということが必要だと思うし，本人も親に止められて止まる時と，なお止まらなくなる場合と，いろいろありますしね。

D医師　会社のいじめについては，あまり私は，それっていじめかな？　と思ってしまったところがありました。コネで就職したということで，お父様のお知り合いの中で働いていたわけですけれど，そのお父様の知り合いがほかの部署へ移ってから，コネが原因で課長や部長から，ご本人の仕事の要領が悪く残業になってしまった時など，残業代を取り過ぎだというふうに，よく言われるようになって，「よし，鍛えてやるぞ」というふうに厳しくされていたようです。厳しさであって，私はいじめではないのではないかなと思

いました。

下坂 そのずれ，先生の感じたそのずれのところが，とても大事なところですよね。あなたは厳しさと思った，本人はいじめととっている。そういう受け取り方が，すでにして過食になりやすい条件ですよね。「残業代取り過ぎだぞ」とか，「鍛えてやるぞ」と言われると，本人は相当ぺっちゃんこになるわけでしょう。それが，頭に残ってしまって，頭からこびりついて離れないわけですね。だから，それを取るには，男だったら大酒飲むとかパチンコ。女性の場合は食べるということですね。逆に食べないこともある。とても外見はいじめられるようには見えないんだけど，気持ちがもろいんですね。これはお母さんももろいところがあるけれど，お父さんも何か精神安定剤を飲んでいますよね。だから，お父さんもお母さんも少しもろいところがある方で，ご本人もそれに似たところがある。だから，「残業代取り過ぎているぞとか，鍛えてやるぞというのはちょっと厳しい言葉で見ようによってはいじめのようにも取れなくはないけれど，それはちょっとあなたが要領悪いところもあったのでは？ あなたにとってはいじめだったの？ あなたにとっては非常にこたえたんだね」と，こういうふうに言ったらいいのではないですか。簡単に言うと，人間関係のストレスに弱いということは言えているわけでしょう，この人は。そういうD医師の感じたずれは大事です。彼女にとってはいじめだったということがとても大事なんです。

第3回面接

〈どんなふうに吐いていることがお母さんにわかったんですか？〉
やっぱり吐くと便器が汚れるし，匂うみたいです。帰ってからトイレのドアをお母さんに蹴られたりしました。台所の食べ物は全部隠されました。どうせ吐くならご飯を作らないと言われました。そのうち話をしなくなって，挨拶だけになりました。トイレで吐くなと張り紙をされました。

下坂 この話を先生はどう受け止めたんですか。
D医師 異常な感じ，身内なのにすごいと思いました。

下坂　僕はあまりすごいとは思わないですよ。ほぼ当たり前の反応だと思うのです。食べてすぐ吐くなんていうことは，親からすれば自分の意思でやめられると思うわけでしょう。鍵かかっているから，どなるか蹴るしかないでしょう。食べ物があるとどんどん食べてしまうから，隠すわけですよね。どうせ吐くなら無駄だから作らんよと，こういうわけです。ちょっと視点を変えてみれば，こういうことは親がしてもそんなにおかしくないんです。だから，「お母さんは，吐くことは注意すればすぐ止まると思っているかもしれないし，あなたが無限に吐くことで困っているかもしれないし，とにかくトイレが汚れるから，あなたとうまく話ができないから，張り紙したんだよね，でも挨拶はお互いにしているんだよね」と，少し話の置換えみたいな，本人を傷つけないように話の置換えみたいなことをすると，お母さんの振る舞いも，少しは止むを得ないかなというのが，本人にも治療者にも生まれてくる可能性はあります。ちょっといつも本人の話を聞くとき，さて本人の話の偏りがどうなのかなというのを少し考えてみる必要があるでしょうね。人間みんな偏りがある，僕らだってそうですけれど，そこら辺の偏りというのに気づいて，傷つけることなくその偏りを指摘するというのも，心理療法の１つだからね。

|第5回面接|

〈友だちをテーマに話してください〉
ジム仲間の女の子と同じ人を好きになりました。その子は私のいないところでいろいろ陰口を言っていて，そのときジム仲間たちが私を避け始めました。今思うと，私が目立つことが気に入らなかったみたいで，嫉妬だったんだと思います。

下坂　信頼のおける友達と思ったら裏では悪口を言っていたので嫌いになってしまった。その辺，本人の信じやすさというのはどういうことか聞きたいですね。信じた人に裏切られたときには，どんな気持ちになるのか，そういうことも聞きたいですね。

第6回面接（この頃より外出を許可）

〈カウンセリングに行くきっかけは？〉
ジム仲間と旅行に行ったんです。私を仲間外れにした子も行くんで，行きたくなかったんですけれど，行かないといろいろ言われちゃうと思って。そのとき過食症というのをみんなの前で言わされました。その頃は年度末で会社がものすごく忙しくて，嫌な上司もいて，会社も休みがちになって，ずっと医務室で寝ている状態でした。そして仲の良い友人にカウンセリングを勧められました。

下坂　いじめ，仲間はずれ現象がありますね，仲間はずれ現象をもう少し教えてくれますか。
D医師　自分だけ誘われなくて，いつもの飲み屋さんにみんなが行ってしまうような。
下坂　そういうことが非常にこたえるんですね。仲間はずれにされた，寂しがり屋というのは，そこですね。それから上司からの批判に弱いということですね。

第8回面接

（同室者への些細な不満がつのり）イライラします。屋上なんかで気分転換するのも限界って感じがします。
〈イライラしたときのお薬もありますよ〉
薬には頼りたくないんです。
〈以前にも今のようにイライラすることが？〉
過食してしまう自分にイライラすることはありましたが，今は周りのせいでイライラします。寝る前や食後にお菓子を食べたりする人がいるんです。その人たちって，とっても飢えている人，食べ物につられて生きている人のように野性的なんです。昔の自分を見ているようで嫌なんです。

第9回面接

D医師　退院要求があったり，入院患者さんのことで不満が多かったりで，

外出してストレスを発散すると言っていたので，ご本人に「入院は必要ない？」と聞きました。

下坂　「入院は必要ない？」というふうに言ってしまったのだけれど，そういうのをつかまえて，退院したいなというのは，どういう気持ちなのかとか，退院したらばやっていけそうなのか，やっていけそうもないのか。それから，やっていけるとすれば，どういうふうにやっていくのか。やっていけそうもないなら，つまずきそうなところは，どこなのかとか聞いてみるんです。ある程度たったら，みんな退院したいわけですよね。過食嘔吐の人は入院だけでは治りませんけれど，入院で集団生活をして，自分が嫌だなと思う人とも一緒にいて我慢する。そういう体験が非常に大事だと思うのです。ですから，過食，拒食の人は，もう入院が嫌になったという時に，なるたけ引っ張って入院が長めの方が，嫌な人とも何とかやっていけるようになる，ある技術を身につける練習の場になるんです。だから，私は入院した以上は，摂食障害の方の入院は少し長めの方がいいと思うのです。

D医師　家族で外出した時にパン屋さんからの匂いをかいでも，前のように追い立てられる気分にはならないと家族に説明してました。

下坂　この子はいい子をやっているんじゃないですか。良くなった面は，そのとおりだねということで拾ってあげて，よかったねと言ってあげる，でもまだ何か不十分に感じる点はどこかなと，2つの質問をしてあげたらいいんではないですか。

第11回面接

〈（数日後の家族面接を控えて）面接で，お母さんに言ってほしくないことありますか？〉
また家に帰っても過食をしてしまうと思うので，そのとき「またやったの！」と叱らないでほしい，ゆっくり話を聞いてほしい。

下坂　家に帰っても時々過食はおこると，僕もそうだと思うんですね。その時に，お母さんに，またやっちゃったなと言われたら仕方がないんじゃない

の。でも怒ったような口調ではなくこう言ってほしいとか，ゆっくり話を聞いてとか，これは，正当な注文だと思うんです。それは治療者からもお母さんに言ってあげるよということでいいんではないですか。そうすると，お母さんからは，別に怒っているわけじゃない，そう聞こえるんじゃないのとか，患者さんからは，いや怒っているわよとか，まあいろいろ出てくるでしょう。もちろんお母さんにしたら嫌だろうけれど，それはあなたが仲立ちをして，あんまりお母さんがお腹立ちになられるというのは，嫌みたいなんですけれど，話をまあゆっくり聞いてあげてくださいと言ってあげる。お母さんにも言い分がありますから，そこでいろいろ言うでしょうから，それを埋めあってあげるのが良いと思いますよ。

第12回面接（母，姉同伴）

D医師 ご本人が，「自分がいない方が母は話しやすいと思います」ということで，初めは同席しない面接となりました。

下坂 別に同席面接というのは，お母さんに話をしやすくするための面接じゃないんです。本人はここで回避するわけですよね。逃げを打つわけです。だから本人は逃げ癖があるんですよ。そういうこともやはり過食嘔吐ということに逃げる，逃げるということでは同じです。「あなたの面接にお母さんがいることが大事なんだよ」と言って，同席面接もすすめる方がよい。そうでないと，お母さんの言っていることが，本人の耳に届かないわけでしょう。母親面接を，本人抜きで有効に活かすのは難しいですよ。だから本人を退席させてはだめです。

D医師 お母様が本人について，まだきつさが残るなどの話をしました。本人は途中で同席しました。

下坂 最初から同席であれば，きつさが残るという話，本人の前でしたかもしれないでしょう。本人がそれに対して反論したりすれば，こう小競り合いが起こったりする，それが大事です。

（本人が同席後）

(**本人**) 入院する少し前からは，会社でもジムでも人間関係がうまくいってた。もうストレスがないから過食しないと思う（だから退院しても大丈夫という主張）。

(**姉**) いずれはその人だって異動するでしょう，今は居心地よくてもまた嫌な人出てくるんじゃないの？

(**本人**) そうしたら違うジムに通えばいい，転職すればいい。

〈お母さんのことで嫌だったことは？〉

(**本人**) 足音を忍ばせてきて急にドアを開けて過食しているところを見るようなことはやめてほしい。頭ごなしに否定ばかりしないで，少し話し合ってほしい。

下坂 お母さん，お姉さん，本人の同席面接は何分ぐらいですか。

D医師 大体60分ぐらいです。お母さんはずっと黙ってうつむいてました。

下坂 60分ね。これはせっかくお母さん，お姉さんがいらしたんだから，1時間20分ぐらい取った方がいいね。お母さんが黙っていたら，今，ご本人さんがこういうことをおっしゃったけれど，お母さんのご意見はどうですかというふうに，柔らかにあなたが促すということがいいでしょうね。まあ要するに取り持ち役を少しやるのが，同席面接。ご本人はちゃんと自分の主張を言ったんですね。お母さん黙ってうつむいていたけれど，お母さんだって権威ある先生が促せば話してくれます，そうすると1時間20分の面接が活きてくると思います。

第13回面接（この頃より外泊許可を出す）

〈家族面接のときお母さんと目を合わせませんでしたね〉

姉とはいろいろ話せたんですけれどね。

〈恐い顔でしたよ〉

私，外面はいいんですけど，家では目つきが厳しいと言われます。

下坂 恐い顔？　緊張した顔ぐらいでいいじゃないですか。外面がよくて，家だとこんなふうなんだね，と言ってあげるといいかも。恐い顔というとき

ついからね。まあ悪くはないけれども。

第 16 回面接

〈お姉さんに質問された時，人間関係が悪くなったらやめればいいと返事をしましたけれど〉

嫌な人には近寄らない。本当に信用できる人とだけつき合います。この前の外泊で，飲みに行って，帰ってから吐きました。母からは帰りが遅かったので「まだ治っていないね，振り回さないで」と言われました。

〈一緒に住んでいるから心配するのは当たり前では？〉

でも頭から叱らないでほしい。

〈(部屋の床が見えないぐらい服で散らかっているとのことで) 外泊の目的は部屋の片付けと言っていたけれど〉

でも自宅外泊は 1 カ月我慢したんですよ。

〈外泊すればお母さんとうまくいかないで，病院ではほかの患者さんのことでストレスがたまり，もういるところがないですね〉

下坂　ここら辺も結構大事なところで，お姉さんはいいことを言っているわけですね。お姉さんは今，居心地が良くなっても，また嫌な人が出てくるんじゃないの？　と，そしたら本人は，今と違うジムにかえるとか，転職してしまえばいい，それで逃げればいい，回避すればいいということですね。それをあなたが取り上げたわけでしょう。この人は非常にストレスに弱くて，そこから逃げ出そうとする，回避しようとする。一番手みじかな回避が過食嘔吐ですよね。そういうことを言いたかったから，非常にいい質問ですね。先生はちゃんと，その部屋の片付けをするのが目的だと言っていたけれど，こういうことはやっぱり自己責任を取るという意味で，過食嘔吐の人に対しては，約束したことはやらせるということはとても治療的なんです。やらなかったら少し強く治療者がたしなめるということも治療的です。本人はとにかく頭から叱られると何だかんだ言うんだけれど，悪く言えば言い逃れでしょう。でも，全部片付けるというのはおおごとだから，何か自宅外出では，

やることを限定して，負担の少ない課題を与える方がよいですね。たとえば下駄箱揃えるとか，靴磨くとか，具体的なことを宿題にされる方が，僕は良いと思います。約束が守られなかった時，約束したからには「やらなかったね」と言って，押さえておかないとね。あなたが，もういるとこないですねって言ったところ，これも逆にね，いるところないですねっていうより，いるところって自分で作っていくわけだから「病院ではほかの患者さんのことでストレスがたまったら，そのストレスがたまるのをまずはこらえる，それからストレスを何とかこなしていく，そういう術を身につけたいものですね」「1つのジムで人間関係がだめになったらもっといいところを探す，家でだめならほかに行く，そういうのではなくて，居場所を自分でつくっていかなければいけないのでしょう」といったような，プラスに言った方がいいんですよね。そういうこともちょっと説教はしたいですね。

第18回面接

〈家族と話し合う目的で帰っているのに，外出してばかりですね〉

家では監視されてるようでほっとする時間がないので，家に帰っても1日中ジムに行ってます。

下坂 家族が話し合う目的で帰ってるんですか？
D医師 本人が話し合ってみますと。
下坂 じゃあ，どういうことを話し合えばいいのか，ここをやっぱり細かく聞いてあげる必要があるのでは？　ただ，漠然と話し合いをするのではなくて。話し合いの焦点なんだけれど，そういうことはやはり先生と相談して決めていかないといけない。どういうことをお父さんとお母さんが話し合うのかとか，話し合える範囲で，むしろ先生が決めるくらいの方が。彼女と先生で話し合いの内容を決めてしまって，それでちゃんとやりましたかぐらいの方が，先生がアクティブな役割をとった方がいいんです。話し合いをすることがすべて良いわけでもないから，そこはちゃんと中身を決めたほうが良いと思うのです。

司会 ここでご意見いかがでしょう。

I医師 D医師は医歴3年目ですか。流れとして問題行動，いわばネガティブなことが出てきますよね。そういうところで入院患者なんだから，直面化というか，不都合をもっと問題にするとか，そういう治療をもっとやってもいいと思ったのですが。過食でもなんでも，気をそらしているところ，そういうところを直面化させるとか。台風が起こってしまうと難しいかもしれない。先生は患者さんの気持ちをくむ，というのを一生懸命なさってて，その方が治療が楽なのかもしれないけれど。もう，ネガティブなものを扱っていい時期に来ていると感じたんですけど。

下坂 直面化してないわけでもない。結構しているけど，持ち前というのがありますからね，人それぞれ。例えば，家族と話し合う目的で帰っているのに，外出してばかりとか，先生の言ってること，大きな声で言えば結構きつくなるんじゃないですか？

> 第20回面接

D医師 患者さんにこう言いました。「お母様のことでイライラしても，年齢は60歳近いんだし，そうそうお母様を変えようと思っても難しいと思います。入院患者さんのこともあまり変えようがないし，妥協して今はあなたが薬を飲んでイライラを収めた方がいいと思う」と。そして薬をすすめました。

下坂 だからあなたが変われる余地があるんだよということね。あなたがどのように変われると思うのかその辺，確認する必要がありますよね。家ではわがままでめちゃくちゃ言わなければ気が済まないし，外だと猫かぶってしまうんでしょう。だからそういう外と内が違ったようなことがあったから，少し変わった方がいいんじゃないということでしょう。患者さんが成長していくのが望ましいわけなんで，それはどういうふうに，どんなことなんでしょうね，と言う必要がありますね。でもお母さん変えようと思いますか。

D医師 このお母さんに，話をゆっくり聞けるようにしていきたいとは思います。

下坂　それは，お母さんと本人とあなたの面接で，あなたがうまく介入すれば僕は出来ると思いますよ。

第22回面接

〈外泊はどうでしたか？〉
病院のことでイライラしている私に，母が家で部屋を片付けろとうるさいので，一気に要求しないでよと泣いてどなりちらして，机の上の物を投げてしまいました。
〈どうしたらいいと思いますか？〉
母が私のすることを好きにさせてくれる，もしくは1人暮らし。母はまた私を無視し始めました。
〈また居場所がないんですね〉
母がいない間に帰って，こっそりと家で過ごすのが嫌になってきました。姉から，あなたはいつも初めだけいいのねと言われました。確かにそうだと思いました。1人暮らしもきっとだめになると思うんです。病院では，何時に薬を飲むとか，行動制限されてしまうと，かえってストレスがたまるんです。
〈いつも，これこれされたら嫌って，最初からブロックしますね〉
わがままかもしれないけれど，今は外出が私の一番のストレス解消だから。

下坂　外泊の約束の取り方はどういうふうにしてたんですか？
D医師　はじめは取り決めはなく，家でゆっくり掃除をする程度が目的でした。1度飲みに行って吐いてからは飲みに行かない約束もしました。
下坂　小さな，出来る約束にするのがいいです。そうでないと，本人はそれは成功したという感じにならないでしょうね。入院中の身だから飲むなと言うのはわからないでもないけれども，居酒屋にすごく行きたいでしょうけれど，酒は薬とぶつかると良くないでしょ，とかそういうように言わないとだめですね。出来ない行動制限というのをしても，本人が失敗すると周りにとがめられると思うし，治療者も嫌になってしまう。外出の時の行動制限というのは，最小限の簡単に出来るような行動制限でやる必要がありますね。行

動制限というのは，本当に小さな形で，行動促進でもいいですね。行動促進でもいいから，トイレの掃除をしてくるとか，お風呂を洗ってくるとか，易しいのにしないと。

第25回面接

〈外泊どうでした？〉
私がこうなったのは私のせいだけだと思う？　って，母に聞いたんです。でも，そんな言い方しなくても，もっと別の言い方があったなと思いました。日曜の朝，母がおはようと言ってきたんです。おっいいぞ，その調子だって思いました。

〈お母さんを威圧したんですか？〉
うーん，でもちゃんと挨拶に答えてくれたしそう感じたかどうかはわかりません。

〈あなたが一歩引くことは？　そうしたら丸く収まることもあるのでは？　やってみましょうか〉

第26回面接

D医師　この頃，過食嘔吐は続いていたんですけれど，前みたいに，食べたからすぐ吐かなきゃという追い詰められた気分はないということをおっしゃっていました。また外泊をするというので，「お母様に過食嘔吐しているけれど，気分はだいぶ良くなっているんだということを言ってみたら？」と面接で言いました。

下坂　これは先生の意図は，過食嘔吐をしているけれど，気分は楽で良くなっているということをお母さんに言って，安心させた方がいいよという意味ですか。

D医師　そうですね。ちょっとは良くなってきているんだよと。

下坂　そういうことを伝えたらいいという意味ですね。

第27回面接

〈外泊はどうでした？〉
母に入院前と比べてどう？　と質問してみました。先生が言ったとおり，少し一歩引きながら聞きました。そうしたら，前よりくってかからなくなったと言われました。私にも同じことが言えました。母がくってかかってこなくなった。自分でも過食嘔吐はするけれど，追い詰められた感じがしないので，落ち着いてきていると思うのです。父の方が過食嘔吐にこだわっていますね。その点，今の私に理解があるのは，母，姉，父の順ですね。先生が言うように，母はもう変わらないと思うし，私の心の持ちようなんだなって。

D医師　お母様はご本人が話しているときに，くってかかってこなくなったということを，よく評価してくれていました。お父様の方は，まだ過食嘔吐があるから良くなっていないなとおっしゃっていらして。

下坂　治療者がお母さんと本人の間柄をよくしようとするように動いていますよね，アドバイスをしたり。だから，そういうのが実ったんで，これはやはり入院治療と，あなたの面接の成果だと僕は思います。それからお母さんというのが冷たい感じはするんだけれど，そもそも過保護・過干渉，子どもに関心を持っているということは良いことなんですよ。過保護・過干渉の，過が取れればいいことで，大変結構なことなんです。僕は最初から，このお母さんは見込みがあると評価しているんです。お父さんは，一般にあるんだけれど，あまり関わらないんじゃないですか。違いますか。重要でない，他愛のない話をしている分にはいいのかもしれないけれど，難しい話，大事な話になると，お父さんは出てこないんではないか，そういうこともあり得るのではないですか。ここは，治療の成果が出ているところです。

第29回面接

今回の外泊は楽しかったです。こんなふうに思うのは初めてでした。NABAの会報に，「私は拒食症が治った」という人が載っていたんです。でもその人は過食嘔吐が完全になくなったわけではないんです。これだ！　と思って父に

見せたんです。母が朝ご飯のときに「もっと食べなさい」と言ってくれました。(この頃も外泊時，アルコールは避けていたが友人と遅くまで居酒屋に行っていた。)
〈友人と遅くまで食事していると調子を崩すのでは？〉
そうですね。でも前は自分だけ誘われていないと落ち込んだり，何か集まりがあると絶対参加していたんですけれど，面倒くさくなってきた面も出ました。友達にはぜい肉と一緒に険しさも落としてきたねと言われています。

第30回面接

家でカーッとなったけれど冷静になれました。自分が過食しちゃうのはこういう理由だよって，母に説明しました。人の意見を他人が黙って聞くっていうのは結構きついことだと思うんですけど，聞いてくれました。私って自分が思ったらすぐしゃべって話し続けて，ああすっきりしたと思うところがあって。
〈吐いたり，話続けたりして，すっきりすることを求めていましたね〉
1日2回ぐらい吐いているけれど落ち着いています。
〈体いじめているけれど，前より疲れていませんね〉
やっぱり時間があって，今，吐かなくてもいつでも吐けると思えることと，仕事をしていないせいでしょうね。

第31回面接

母がいてもゆっくり休めました。私，同じ部屋の人の臭い（ポータブルトイレのこと）が嫌だとか，おしっこの音，スリッパの音が嫌だとか言っていたけれど，それって母が私に言ってることと一緒だなと思って。私が夜中帰ってきたら少しの音でも気になるだろうし，吐けばやっぱり臭うだろうし，悪いことしたなって。
〈謝ったんですか？〉
まだそこまでは。

下坂　他人の立場に身を置くことが出来るようになりましたね。

D 医師　いつか機会があったら謝るということです。

> 第32回面接

〈7年間，過食嘔吐をしていて，今回入院するまでつらくなってしまったのは？〉

体力の限界があった，ジムに振り回されて。ジムは休めなかったんです，行かないと悪口言われてしまうし。会社は常につらかったし，劣等感が抜けなかった。初めはいろいろ教えてもらえたけれど，そのうち，えーと，えーとってまごつくように。

> 第33回面接

（患者さんの方から退院を決め始めた。）

ずっとストレスを避けていたので，これからは少し忍耐力をつけたいです。会社に行くことが目標です。1人暮らしも考えています。

〈1人暮らしするにはお金がきついとおっしゃっていましたけれど，お給料は十分もらっていましたよね〉

やっぱり過食にかかっていました。いつもお給料はマイナスで，ボーナスで返してました。交際費もかかりました。私見栄っ張りなんですよね。

> 退院時面接（母は体調悪く，父のみ）

（お母様からの外泊連絡票に「午前3時に帰ってきて，入院前と同じように具合が悪く過食嘔吐している」と報告があったことを初めに言った。）

ジムが終わった後，食事に誘われたんです。いつものところに行ったら，私をいじめた人たちのグループがいて，嫌だなあと思っていました。そのうち私が飲めないことをいろいろ言い始めたり，顔がふてぶてしいとか言われました。でも次の日，その人はいつも飲むと酒癖の悪い人だしと思って，次の日まで引きずりませんでした。

（父） この子は病気だと私は思っています。過食嘔吐はすぐには治らないと思います。でも入院した直後は良かったんですよ。いつも対人関係でだめになる

んですね。母親は何でもこの子に口うるさく言うんです。私とこの子の姉で，うるさく言うからだめなんだなということで，放っておこうと思っています。

D医師 外来に切り替えることにしてこの日で退院となっています。

下坂 お父さんに対する先生の印象は，紳士的で良かったと言ってましたが，退院時のお父さんの印象はどうですか。少しは変わりましたか？

D医師 あまり変わってなかったと思いますが，正直言って，自分の治療に自信がなかったんで，お父様は，この退院についてあまり良い感じは持ってなかったと感じました。

下坂 僕はこのお父さんの発言，引っかかるの。質の悪い発言だと，僕は思うんです。過食嘔吐が起こりやすい家のお父さんのあり方というものの典型ですよね。お母さんというのは，ある程度口やかましくないとお母さんじゃないわけでしょう，細かく見ていますから。それを全部マイナスに見ているでしょう。認識を転換してもらわなければいけない。お父さんの考え方を是正することは可能だと思います。それから少なくとも，このお母さんが過保護・過干渉というレッテルをお父さんとお姉さんに貼られているというところから，まずはがしていくことが必要ですね。仕事をなさっているんだから，本人のことが一番見えないのはお父さんでもおかしくはないと思ったけれど，本人のことをもう少し把握できないと，困るだろうと思うのですね。まあ過食嘔吐はすぐには治らなくとも，気持ちがだんだん持ち上がってくればいいという，気持ちの回復が先で，症状が取れるのが一番後だという，そういうような説明が必要でしょうね。

　あまり無理のない面接で良かったなと思うんです。面接34回，期間は，3カ月ちょっとですね。今後の方針はどうなんですか？

D医師 これまで自分が思ったことを言っていなかったので，ご本人が間違って認識しているところを，ご自分で気付いていくように持っていきたいと思っています。

下坂 間違っているというか，この人の認識の特徴でしょうね。別の認識の可能性を示す必要がありますね。先生が一番初めに気が付いたのは，いじめ

じゃなくて厳しさじゃないかということ。それから母に対しても，それからジムの人に対しても。父を美化している面もあると思うんですね。恐らくそれも認識の誤りだと思うんです。誤りというか歪みかな。こういう認識もあるんじゃないのかというふうな認識の仕方を先生が伝える。そして本人がいちいちそれをすり合わせをしていくというのが大事でしょうね。

　居場所がなくなるとか人間関係の問題，嫌になったら嫌な人をすぐ避けたり，もう済んだことにしてしまったり，そういう問題がいろいろ出てきた時，その辺を批判するんではなくて，やはり対人関係の問題をずっと指摘し続けるということも大事なんでしょうね。それと，過食等にもつなげたりすることも大事。吐いてすっきりすることを，人間関係もすっきりさせてしまうということにつなげたし，入院の目的は果たしたんじゃないですか。

　これからの面接，時折，お母さん，お姉さんに来てもらって，お父さんにも無理のない形でやったらいいのではないですか。

J医師　D医師は，あまり自分の感情を表現したりするのが，どちらかというとちょっと不得意じゃないかという気がしていたんです。あまりそういう治療者の気持ちというのが出なかったのが，結果的には良い関係に最後にはなった。でもそれの，どこが良かったのかと。面接で直面化というところが多かったですが，ややもすると，治療者と勝ち負けみたいなところを争ってしまう恐れもありますよね。

下坂　感情は何でもかんでも出ればいいというものでもないから。負けるが勝ちというのです。摂食障害の人に勝ってろくなことはないんですよ。摂食障害の人が勝者になって，私の方がちょっと劣っているよという感じがあって治療が続いていく方がいいんです。彼らの基本には強迫と自己愛がありますから，先生は1本取らなくて良かったんです。治療は勝ち負けじゃないですから，これからも負け続けて，むこうが勝ち続けたらいいんです。ゆめゆめ勝とうと思わないでください。それでおしまい。

■症例の薬物療法

　嘱託医により外来ではクロミプラミン100mg，ロフラゼフ酸エチル1mg，カルバマゼピン200mgが処方されていたが，入院後は抑うつ気分が顕著でなかったことから，中止した。患者から薬物療法を望まず，患者のペースで治療がすすんでしまったことも，薬物療法が行われなかった理由のひとつである。後述するが，再入院後は行動制限に激しく苛立ちを表出したため，最高でハロペリドール4.5mg，レボメプロマジン75mgを使用した。退院後は漸減，中止出来た。

■その後の経過・感想

　治療者としては，1回目の入院では，患者は好き勝手に外泊してばかりだったという後悔が残っていた。退院後も過食嘔吐の症状は少しも減少することはなかった。仕事に復帰する目処は全く立たず，6カ月後に再入院することとなった。2回目の入院では，自己で食事を制限し嘔吐を続けたため，体重が減少（－9kg）していった。そして，徐脈や無月経，血液検査では電解質や甲状腺ホルモンの異常をきたすまでになった。トイレに吐きに行かないよう，食後30分はデイルームで過ごすように決めたり，血液検査の改善を認めるまでは退院を認めないなど，1回目よりは行動制限を厳しくしたため，治療者とぶつかり合いになることが多かった。症状はそれでも良くなることはなかったが，以前下坂ゼミで学んだことを生かし，家族面接では互いに本気で話し合うことをしたためか，退院時には母と患者の仲はさらに良くなった。退院後2年以上になるが，未だ仕事復帰にはいたっていない。外来受診が不規則ではあるが，治療者も母と同様，過食嘔吐という症状があっても，患者を非難せずにいられる余裕が生まれたように思う。

================ 下坂先生からひとこと ================

　記録を読み返してみると，この症例の家族における姉の存在の重要さに私がほとんど留目していなかったことに気づきました。

標題にある直接的な人間関係の認識ではありませんが，戦後，長い間にわたって使われ，いまでは誰にも自明のことのようになったが，本来は翻訳語である心理学的用語——たとえば，共感とか過保護・過干渉などといった言葉の意味内容の認識の吟味がおろそかになるということが，われわれの間では一般にみられるようです。
　この症例で，母子面接が次第に軌道にのったのは，治療者の認識の誤りがまさに少なかったことに因来するものでしょう。

5. 初回精神病エピソードで多彩な経過を示した思春期女性

症例 17歳，女性
診断 非定型分裂病，解離性障害
性格 頑固，内気な面もあるが人前でも平気。
既往歴 1歳〜小児喘息，2歳〜川崎病
身長・体重 156.5cm, 38.5kg
生活歴 東京都某市にて同胞3人第2子として出生。父は航空会社の管理課に勤務している。会社の同僚であった母と結婚したが，父は寡黙で夫婦の会話がほとんどなく，患者は夫婦仲が良くないと考えている。家庭内での虐待はなかったが，姉は患者が1歳時に原因不明の突然死をしており，患者は病弱であった。現在母方の祖父母と2世帯の同居をしているが，父娘の会話はほとんどなく，母方祖父とは，ほとんど会話をしないという。母とは仲良く，弟との姉弟仲に問題はない。地元の小学校に入学し，成績は中位であった。病弱なため休みがちであり，小3のときに喘息のため半年間の入院を経験したが，友達もおりきちんと登校できていた。地元の中学校に入学したが，中1時よりいじめがあった。女生徒から主にいじめられ，逆に男子生徒にかばってもらうこともあった。そのときの担任は，「いじめられる側に原因がある」といい，相談に応じてくれなかった。中2時は，国語の教師からセクハラ行為を受け，これがきっかけで不登校が始まった。そのときの担任は「不登校の理由は，皆に無視されたから」と理解を示さなかった。中3時もグループに馴染むことはできなかった。女子からのいじめが激しくなり，物を隠されたり，椅子や靴のなかに画鋲を入れられたりもした。その時の担任は患者と話したことを加害者に話してしまい，無理矢理グループに入れようとするなどのことがあり不信感を強め，1学期から不登校になった。これも強引に登校させたため，保健室登校の状態が続いた。しかし養護教員からも「はっきりいってここに居られるのも迷惑なのよ」といわれ，その直後トイレに

て，手首や身体中にカッターで無数の浅い傷を作った。病院に行くほどではなかったらしいが，それ以来体重も47kgから38kgに減少し，無月経になってしまった。同中学を退学し，不登校児を専門にしている相談学級に通うようになり，親しい友達もできた。またその頃，芸能事務所に所属し活動を始めた。相談学級を卒業し，通学に2時間かかる私立高校に入学した。2年間はいじめもなく，また体調にも問題なく通学できていた。ただし高2の初めの通学中，痴漢に背後から抱きつかれ制服をダメにしてしまい，男性に対して嫌悪感を抱くようになったという。異性との交際の経験はない。

現病歴 高校3年の始業式の前日，映画のオーディションに参加したとき，長時間寒いところにいたため，体調を崩してしまった。始業式の翌日から喘息発作が出現し，かかりつけ医を受診したが息苦しさは治まらず，4月下旬からは動悸・胸痛などを伴った。不安が増したため専門医を受診し，心電図・超音波検査などを施行されるもこれらに問題はなく，自律神経失調症の診断で心療内科を紹介された。いじめに対する外傷後ストレス障害 (posttraumatic stress disorder) の診断でリスパダール（リスペリドン）0.2mg/日の処方を受け，呼吸療法を勧められたが治療になじめず，当科を本で調べて初診した。動悸・胸痛の身体症状と不安や不眠そして苛々の訴えがあり，初診医は不安障害と診断し，レキソタン（ブロマゼパム）6mg/日，レンドルミン（ブロチゾラム）0.25mg/日などで通院を開始し，後にフルメジン（フルフェナジン）0.5mg/日が加えられた。ほぼ定期的に受診していたが予約時間におくれることが度々であり，自宅が遠方であることを配慮し，近くのメンタルクリニックを紹介したが中断してしまった。また不規則な服薬状況も重なり，初診から3カ月後には，苛々と不眠が増強してきた。さらには，意識の朦朧としたなかで，包丁を持ち手首に浅い傷を数カ所作るといった自傷行為が始まり，「うめき声が聞こえる」という訴えも出現したため，入院が必要と判断した。

E医師（主治医） X年9月〇日に第1回医療保護入院となり，私が主治医となりました。入院時診断は不安障害。入院時主訴は不安と苛々，動悸と胸痛，

夜間の恐怖と睡眠障害，そしてうめき声が聞こえるという訴えでした。初回面接（患者，母親，主治医，担当看護士）では女性の主治医・看護担当者を外来で希望していたのにと不満をあらわにし，母に寄り添うようにソファに腰掛け下を向いたまま涙ぐんで話そうとしませんでした。母は「高2の時に痴漢にあってから男性に恐怖心を持っています」と，今から担当者を代えられないのかと尋ねてきたので，当初は担当者を変更しない旨を両者に伝えました。本人が話に答えようとしなかったので，はじめは母から状況を聴取しましたが，途中から少しずつ母の話に補足するように話し始めました。

下坂 なるほど。まずお話したいのは，生活歴のなかに「患者は夫婦仲が良くないと考えている」とあります。よく見かけることに，患者の話を医師が判断し「〜が良くない」と断定している場合がありますが，ここでは「〜と考える」とか「〜と思われる」といった，ご本人の話であることを明示する治療者の心構えが表れていて評価できます。それでは，先生はどういったことに着目したか，教えてください。

E医師 複数の自傷行為があるということと，うめき声が聞こえるといった幻聴がありそうなところです。

下坂 まず，自傷行為ですけど，どのような状況で起こったんですか。

E医師 中3の時が初めてのようです。ひどいいじめを受けていましたが，担任にも理解してもらえず，保健室登校になっていました。さらに保健室の先生にも迷惑だと言われた直後に行為に及んだようです。

下坂 トイレということですけど，もう少し状況を説明していただけませんか。たとえば第1発見者とか。

E医師 はい。職員室脇のトイレで行い，第1発見者は担任の先生でした。発見したときには，カッターナイフで無数の細かい傷があったということです。

下坂 では，かなりアピール性が強かったわけですね。わざわざ，職員室のそばを選んだり，実際に発見したのは担任の先生ですよね。

E医師 今でも担任の先生は恨んでいると言いますし，自分の居場所がなくどうすることもできず辛かったためと言いますが，今回のエピソードでみら

れた自傷行為と違い，記憶ははっきりしていて死のうと思ってやったわけではないと言っています。

下坂 いじめが続いていますよね。身内の様子とかはわかりますか。

E医師 小さいころから父親とはお互いにあまりかかわろうとせず，相談もしなかったようです。父親もそのことに触れることも少なかったようです。母親は非常に心配性で，いつも娘に気を遣いながら接する様子なので，2人で動揺したりしていたのではないかと思います。私が母親に説明をするときにも，同じようなことを繰り返し話しても，そのとき初めて聞いたような反応をすることが多いので，娘に対し良いアドバイスはできる状態でなかったと想像しています。

下坂 具体的にどれぐらい，いじめを身内に訴えていたのでしょうか。

E医師 どのぐらいしていたかは，明確にしていません。

下坂 自傷いじめの現象論とそれに対する周囲の反応には，注意してみるのが良いですね。そのほうが，実情がはっきりとしてくるはずです。一般的な母親の反応としては，困った娘だと親の立場で接する反面，自傷が止まらず苛々を本人にぶつけることもみられます。この家庭では母は娘に言いたいことを言えない状態と察することができます。お父さんも頼ることができないので，問題解決には困難もあるかと思います。次に最近の自傷行為について説明してください。

E医師 苛々が強まると「死にたい気がする」「人を殺してしまいたい」という気が湧いてきて辛いようです。そして意識がなくなり行為に及んでしまうようで，その時の記憶もないと言います。

下坂 どういったときに行為に及ぶのですか。

E医師 入院前は母親が風呂に入ったときに，台所で包丁を持っているところを弟に発見され，フッとわれに返ったと話しています。傷は浅く病院に行くほどでなかったようです。

下坂 実際にその傷を見せてもらいましたか。

E医師 入院直後には男性恐怖があったということで，そこまでは診察できませんでした。

下坂 やはり毅然とした態度で診察すべきです。患者に治療者としての認識を与えるためにも必要でしょう。傷を見せてもらい，「勇気あるね，痛くなかったの」などということで，患者とのコンタクトがよくなることもありますし，その状況を治療者が追体験しようとする姿勢につながっていくと思います。自傷行為のとき母親がいなかったとおっしゃいましたが，何か意味合いがあるとお考えですか。

E 医師 入院直前には不安や苛々が強く，また夜間の恐怖のために母親と寝ていたようで，母親も目が離せなかったと言っています。母の目を盗んで行為に至った可能性はあると思います。

下坂 本人にとっては唯一の理解者であり，わがままの言える相手であった母との結びつきを強めるための行動であった可能性はありませんか。

E 医師 可能性はありますが，それ以上はわかっていません。

下坂 もう少し掘り下げると，自傷行為の意味がみえてくるかも知れませんね。それでは，先生がもうひとつ着目したうめき声についてですが，どのようなものですか。また先生の解釈を教えてください。

E 医師 夕方になると，複数の男の人の声でうなるような感じと言います。本人のたとえではありませんが，お経を読むのに似ているようです。そこに言語はなく，メッセージもなかったようです。私は幻聴の存在を疑い，分裂病の可能性を考えました。

下坂 ご本人にとってうめき声は怖いのですよね。

E 医師 はい。これが怖いので，1人では寝られなくなっていました。

下坂 幻聴があるからといって，分裂病とすぐに結びつけるのも早急かと思います。ヒステリーなどでも同じような訴えを聞くこともあります。小精神病という言葉がありますが，いわゆる境界例としての考え方もできると思います。先生は分裂病と仮定し方針を立てられたわけですが，結論に至ったわけですか。

E 医師 現在も診断確定には至っておりません。

下坂 わかりました。ではこのほかに私がお尋ねしたいことをいくつか挙げたいと思います。中2の時のセクハラはどういうものだったのでしょうか。

E 医師 家庭科室に呼ばれ2人きりのところで，少しいやらしい言葉を言われたことと，足を触られたということらしいです。これ以上の行為はなかったと聞いています。

下坂 なるほど。最近セクハラという言葉がよく使われるようになっていますが，戦後の状況と比べても言葉の使用された頻度より，実際に増加しているとは思われないのですがいかがでしょうか。本人の受け取り方の問題もあるので，実際のところが知りたい感じがあります。それから喘息についてですが，小さいころに入院歴のあるかたに，成長過程に問題を抱えた人が少なくありません。喘息での入院時についてなにかコメントはありますか。

E 医師 2点注目したことがあります。1点は，テオフィリンの点滴をしたときにショックをきたしたようで，本人も母もあの時はどうなってしまうのかと非常に怖かったと話しています。本人の薬に対する恐怖感がここからきていると考えました。もう1点は，入院生活が辛くなかったようで，ホームシックにもならなかったといったことです。母親が面会に来ても，遠方で大変だから申し訳ないと考えていたそうで，大人びていたことが想像できました。

下坂 その子なりに我慢していたのかも知れませんし，ストレスになっていたことは想像できます。喘息に対しての本人の気持ちは探ってみましたか。たとえば，どういう喘息なのかとか，どういう状態で発生するのかとか，苦しくて悲痛な気持ちと逆に楽しかったことなどはいかがですか。

E 医師 私の知りうる範囲では，タバコの煙を吸ったとき，台風が近づいたときに発作が来ると言います。入院中には喘息が出たという訴えは，発作の前兆程度のものがほとんどで，息苦しさと胸苦しさが生じたときにみられました。しかし他覚的所見に乏しいことが多かったので喘息と判断できませんでした。

下坂 疾病利得も含めて，喘息に対しての本人のイメージが決して悪くないこともありえます。本当に苦しい体験だけだったのか，その中には楽しかった経験などもなかったのか聞いてみたほうがいいでしょう。それから，保健室登校でも養護教員がどういう対応をしたのか詳しく聞きましたか。

E医師　いいえ。それ以上は聴取しておりません。

下坂　そうですか。初めから邪険にしていたとも考えにくいので，苦しい状況のなかで養護教員に救われたことがなかったのか，保健室にいて良かったことがなかったのか聞いてみる必要があります。そうすることで患者の問題点も見えてくるかもしれません。それから悲惨な状況のうえ退学していますが，そのころ芸能事務所に所属したとあります。この心境について教えていただきたいのですが。

E医師　いじめを受け，担任に幻滅し恨む気持ちが強かったようです。彼らを見返そうと思い芸能界でのデビューを目指したと言っています。実際に小学校までは内気で人前に出ることは苦手だったようですが，そのときからは人前でも全く緊張せず平気でいられるようになっていたと言います。性格が変わったと発言されます。

下坂　映画のオーディションはどのようなもので，結果はどうだったのでしょうか。また審査員からどういったことを言われたとか。

E医師　脇役らしいですが，大手映画会社のものだったようです。審査の内容は詳しく聞いていませんが，結果はだめだったそうです。

下坂　芸能界に入ろうとするには，並々ならぬ決意がなくてはできないのが通常です。エネルギーも必要です。いじめた人たちを見返そうという気持ちが原動力となっていたのは間違いなさそうですね。しかし，高望みだったのでしょう。オーディションに落ち強い挫折感を味わい希望が絶たれ，絶望感に襲われたのでしょう。夢想と現実がかけ離れていることには気づくことなどできなかったのでしょう。それらもこの患者さんの病理性を示しているような気がします。最後に，お姉さんが突然死されていますが，このことについてわかっていることを教えていただきたいのですが。

E医師　私もこのことには着目し母親に尋ねましたが，急死だったことと剖検はしなかったということです。余り触れられたくない様子なのでそれ以上の情報を引き出せませんでした。

下坂　母のショックや，患者を育てる上でどう配慮してきたかも，参考にできると思いますので，聞きにくいことでもアプローチを工夫して調査すると

良いと思いました。
　それでは初回面接からお願いいたします。

■入院後面接

> 初回面接

〈不安が強いみたいですが〉
1週間前から恐くて眠れない。
〈何か理由はありますか？〉
夜になるとうめき声が聞こえてくる。
〈どんな感じの？〉
なんていうか……。
〈男の人の声ですか？〉
（うなずく）
〈1人の人ですか？〉
複数。
〈なにか語りかけてきます？〉
そう言うのはない。
〈お経みたいな感じですか？〉
（うなずく）
〈気持ち悪いですね？〉
（うなずく）
〈眠れますか？〉
お母さんと一緒に寝てた。
〈そうすれば寝られましたか？〉
そんなに眠らなくていい。
〈1日何時間くらいです？〉
2〜3時間。
〈眠くないですか？〉
あまり深く眠りたくない。

〈何か理由はありますか？〉

悪夢を見る。

〈どのような？〉

……。（話そうとせず）

〈この他に動悸があるんですか？〉

朝起きると苛々する。苛々すると物を壊したくなる。我慢すると余計に苛々する。

〈あまり眠れないせいですかね？〉

わからない。

〈いつぐらいからですか？〉

7月ぐらいから。

〈では2カ月ぐらい前からずっと？〉

（うなずく）

〈辛かったですね〉

……。

〈何か気を紛らわすことができましたか？〉

とにかく身体に傷つけたくなる。物や犬にもあたった。

（母談）つい3日前も台所で包丁を持っていました。中3の時はカッターで全身を……。

〈包丁の記憶は？〉

全然ない。弟に止められハッと気付いた。

〈中3の時の記憶は？〉

ちゃんとある。

〈犬は可愛くないですか？〉

全然。可哀想とも思わない。

〈前からですか？〉

（うなずく）

〈そうですか。外来の薬で少し楽になりましたか？〉

（首をふる）デパスはすこしいい。他を飲むと手が震えてむくむ。心臓もむく

んで痛くなる。川崎病で動脈瘤が2個あるから困る。死んじゃいそう。
〈N病院で心臓について何と説明されました？〉
大丈夫って。医者が自律神経失調症と言ってた。でも薬にアレルギーが出る。喘息もある。
〈たとえば？〉
テオフィリン点滴で死にそうになった。(母も補足する)
〈薬に抵抗がありますか？〉
恐い。
〈この他に外来の薬で症状はありました？〉
……。
〈入院してから血液検査，心電図などで，大丈夫かどうか確認していきますから，最初は外来の薬を続けてみましょう〉
(うなずく)
(入院当日夜「部屋に誰かが入ってきそう・何か啜り泣く声が聞こえる・ここに監視カメラはついていませんか」などの発言があり不安時薬を勧めたが，副作用が心配と頓服薬の内服を躊躇する言動が見られた。翌日からも昼間の不安・苛々，夜間の幻覚症状が増していくが，デパス・レキソタン以外には抵抗を示し，メジャートランキライザーに対して動悸・胸痛・むくみなどを理由に拒むことが度々であった。またタバコの煙や低気圧がくると喘息が出ると言って，薬を限定し吸入を希望した。)

下坂 この面接は何分ぐらいでしたか。
E医師 約45分です。
下坂 45分ですか。短いですね，何か理由はありますか。
E医師 ご本人が泣いていて，話そうとせずこれ以上長く診察することが良くないと判断しました。
下坂 私は初回面接に90分は必要とよくお話します。訳あってのこととは思いますけど，不十分な感じはなかったですか。
E医師 正直な話，ほとんど聴取できませんでした。

下坂 そうですよね。その後の面接の回数などはどのようにされましたか。

E医師 男性恐怖ということで，私にも戸惑いがあり，治療構造のはっきりしないまま管理を始めました。当初は週2〜3回の面接を行っていこうと考えていましたが，患者が余りにも不安・苛々を訴えナースステーションへ訴えにくることが多く，さらには夜間の恐怖で部屋にじっとしていられないため時間に関係なく必要時に話を聞くなど対応していました。

下坂 男性恐怖といっても，先生に対して辛さを訴えにきたのですか。

E医師 私もそのことを十分に配慮し，なるべくご本人の要望にこたえようとしました。はじめは担当医に対し距離がありましたが，すぐになくなり逆に担当医や担当看護者から離れなくなりました。

下坂 治療構造がないと先生はおっしゃいましたが，患者の訴えのあったときに対応したこと，そういう治療構造なのです。お父さんからの愛情に欠けており，異性への感情が未成熟であったと予想できますけれど，先生という頼れる異性が現れたことは彼女にとって大きなことであったのでしょう。たとえば週2〜3回のセッションしかしていなかったら，得られなかった効果もあったのではないかと思います。それが先生のつくった治療構造で，結果が良ければそれでよいと思います。それから，何か理由はありますか，とありますが，ほかに無いのかなどと聴くほうが良いかと思いました。あと苛々についても，どんな苛々か聴いてみましたか。

E医師 苛々するから物を壊したくなるなど，苛々に伴う感情しか聴いていません。

下坂 どのような苛々か本人の言葉で聴くことにより，この患者の心に何がおこっているかが見えてくるかもしれませんし，その対策も見つかるかもしれません。案外精神的なよりどころがないために生ずる症状であることも，少なくはありません。このほかに，この後，解離様の症状がはっきりとしてきますか。

E医師 はい。

下坂 包丁の記憶が無いとありますが，真っ向から聴いたのでは否定するでしょう。しかし，完全に記憶がなくなるとも考えにくいので，断片的に思い

出せないのか，また少し覚えていることを補足させるようにすると良かった
と思います。それでは続きをお願いします。

> 第2回面接

すごく苛々する。
〈デパスを飲んだの？〉
もう3回飲んじゃった。あと1回しか飲めない。（1日4回までと決めていた）
……昨夜使った吸入の薬を教えて下さい。（喘息の所見に乏しいため，当直医
の判断で生食の吸入をしていた）
〈どうして？〉
看護婦さんが教えてくれなかった。
〈ちゃんと希望どおりにしたはずだけれど〉
医者にはインタール1本とベネトリン0.1ミリが必要と言われている。
〈21時にはインタールだけを希望したのでは？〉
……。
〈その時は息苦しいのはおさまったの？〉
（うなずく）
〈ではベネトリンをあわせなくてもいい場合もあるのかな？〉
でも医者が2つの薬が必要と言ってた。だから後から苦しくなってムコソルバ
ンも追加した。
〈そう。これからなるべく希望にあわせるからね〉
……。（答えず）
〈喘息ではどのくらい入院したの？〉
半年。
〈何年の時？〉
小3の時。
〈点滴とかして〉
（うなずく）
〈大変でしたね，さびしかったでしょう〉

そうでもなかった。
〈ホームシックとかには？〉
そういうのもなかった。
〈家族には会いたくなかったの？〉
お母さんには会いたかったけどお見舞いが大変だと思っていた。お父さんはどうでもいい。
〈どうして？〉
だって来たって何も話さないし。
〈今も平気？〉
（うなずく）
〈入院で点滴とか嫌になった？〉
点滴とか絶対ダメ。
〈そんなに〉
死んじゃいそう。
〈それはないと思いますけど〉
とにかく嫌。
〈なるほど。フルメジンは大丈夫でした？〉
強制的に飲まされている気がする。
〈強制的に？〉
（うなずく）
〈飲んでから眠れたのかな？〉
……。（答えず）
〈その後悪い夢を見たかな？〉
憶えていない。
〈じゃあ多少は効いているかな？〉
わからない。
〈そうですか。でも夜の辛い症状をやわらげないと，眠ることもできないのでフルメジンを増やしていったほうがいいと思います。飲み始めは副作用が感じ易いですが，しだいに慣れてくると思います。薬の効果はしばらくしてでてき

ますから，もうしばらく辛抱してほしいんです〉
（うなずく）他にはどんな薬が？
〈リスパダールは副作用も少なく効果もあると思いますよ〉
でも前の病院で使って効果がなかった。
〈薬の量も少なかったのでは〉
……。
〈少しずつ使ってみましょう〉
……。
（リスパダール 1mg/日を開始したが，昼の苛々と夜の幻覚は持続した。苦痛の表情で Ns-st.（ナースステーション）に頻回に顔を出し，頓服薬の回数が増えた。しかし，リスパダールを増量しようと促すも喉がつまる・オシッコが出にくくなってむくんできたと拒薬し始めるようになった。）

第3回面接

苛々します。なんか物にあたりたい。
〈苛々がひどくなっている？〉
（うなずく）リスパダールを飲んでから，喉がつまる感じで苦しい。余計に苛立つ。
〈うめき声も減らない？〉
（うなずく）
〈飲み始めて間もないし，量も少ないから効果も少ないはず。もう少し続けましょうよ〉
薬が合わない気がする。
〈夜うめき声と恐さで眠れていないですよね。神経も休まる暇がないと思います。もうあなたのこころの限界を超えていて，苛々もおさまらず悪循環を生じていると思います。夜の症状が主な症状だと思いますから，これをまず何とかしたいと考えています〉
……。
〈今の薬は効果があると思いますけど〉

でも飲みたくない。
〈どうしても？〉
(うなずく)
(こだわりが強いためリスパダールを中止し、セロクエル（クエチアピン）を少量から開始することに同意を得て、これを始めた。頭痛・胸痛・胃痛・苛々などの訴えが絶えず、ただし同時に出現することなく、代わる代わるそれぞれの頓服薬を要求した。また苦痛の表情が改善することもなかった。加えて9月21日頃から「包丁を持った男が部屋に入ってくる。首を絞められる」と幻視も伴うようになり、さらに夜間や低気圧が来ると恐怖症状が増強し、Ns-st. に足を運ぶことが頻回であった。他患から「ひいきされている」等のクレームも見られるようになってきた。)

第4回面接

セロクエルを増やしてから心臓がズキズキ痛むんです。脈も上がって呼吸も苦しくなってきました。（脈をとり100/分、整であった）
〈少し早くなっているけど入院時と同じくらいですよ、心電図も正常だったから心配ないと思います〉
脈が120/分を超えることもあります。川崎病があったんで心配です。
〈脈は薬だけの影響ではないと思います。4月には動悸・胸痛も出てきましたよね〉
(うなずく)
〈苛々や恐い時も動悸が強まります。セロクエルの影響もあると思いますが、1つの症状が強まっているのだと思います〉
……。
〈とはいっても心臓の心配が晴れないので、今までずっと診てもらっているN病院の先生に、心臓のチェックをしてもらいましょう〉
(うなずく) でもそれまではセロクエルを増やさない約束をして下さい。
〈この状況を我慢できる？〉
胸が痛いよりは。

〈そうかな，かなり辛そうだけど〉
……。
〈わかりました。では，今度お母さんに連れていってもらいましょう〉
(うなずく)……。(唐突に)先生，私の病気は何なんですか。
〈どうして？〉
精神分裂病じゃないかと。
〈誰かに言われました？〉
(首をふる)
〈僕は幻聴・幻覚を主症状とする不安障害と考えています。でも診断が重要なのでなく，あなたが苦しんでいる症状をどうやって治すかを重要と考えています。僕は診断にこだわっていないんで，あなたが良くなることを考えていきます〉
(笑って)そうですか？　私って変わってます？
〈どうして？〉
……普通でなくてはいけないですか？
〈そんなことはないでしょう〉
自分がわからない。
〈僕もNさんの年頃にはそう考えましたよ〉
そうなんですか？　中学の先生には，あなたが変わっているからって言われました。
〈変わっていてもいいのにね〉
何が普通なんだかわからない。
〈学校ではグループを作る人が大半だから，そちらから見れば普通に見えないのかもね〉
グループは嫌。
〈でも違う視点で見れる人は，個性がある証拠でもあるから，好きなことをのばせるといいかも〉
(笑い)
〈何かやりたいこととか〉

……。
〈日本舞踊はお母さんの影響？〉
はい。
〈今やりたい？〉
今は考えられない。小学校の時も入院して辞めちゃった。
〈残念だよね〉
うん。
〈元気になったらやれるといいね〉
(薬の錠数の変化に敏感で，それに対し様々な訴えが出現するため，全てを粉砕処方にした。かかりつけの循環器科を母同伴で受診し，心機能に問題ないこと・冠動脈瘤はないこと・抗精神病薬の投与を積極的に行っても良いとの報告を受けた。この頃から夜間に「もう帰りたい」と外に出ようとすることが見られ，翌日には憶えていないという解離を思わせる言動が出現するようになってきた。)

第5回面接

〈心臓に問題ないようで良かったですね〉
(うなずく)
〈セロクエルは長い目でみていいと思いますから始めましょう〉
セロクエルは嫌です。
〈どうして？〉
胸が痛くなるから。
〈1日3回使った時には胸も痛くなかったですよね。少量から始めれば大丈夫だと思います〉
セロクエルは副作用はないんですか。
〈今飲んでいるものよりは少ないと言われています。ただ，糖尿病の家系の人は血糖に注意します。また体重の増加もあるかも知れませんがそれくらいです〉
太るのは絶対ダメ。

〈太ると言うよりは食欲がなかった人も元気になると，食欲が出て元に戻ると言った方が正しいですかね〉
これ以上太るのは困る。
〈もっと痩せたいの？〉
うん。
〈舞台とかあがるため？〉
(首をふる)
〈ではどうして？〉
わかんない。
〈あなたの理想なのかな。でも漏斗胸がひどくなっているようですよ〉
喘息の時からこうなっちゃいました。お父さんもそうなんです。今ひどくなっていますか？
〈そうですね，あまりやせ過ぎると栄養失調の体形になります。理想を追求するタイプかな？〉
(首をかしげる)
〈いずれにしてもセロクエルを飲むと体重が増えると強調しないで下さいね〉
(夜の幻覚・記憶障害があるため睡眠とれず電気を消せないため，同部屋の他患からのクレームが多くなってきた。保護室を勧めたが「悪い空気が流れている」と拒絶した。そして個室を提供した。この頃から独り言が多くなったといい，「幻覚と話しちゃう」と訴えるようになった。)

下坂 2回目の面接ですが，当直医の判断で生理食塩水の吸入をしたとあります。どのような判断だったのでしょうか。そのときの当直医の先生はおいでですか。

当直医 当時，タバコの煙で息苦しいと訴えておりました。しかし，聴診では喘息様の雑音は認めませんでした。吸入は必要ないのではと本人に話すと，かかりつけ医が使用している吸入の薬剤と薬量を指定してきました。ご本人は2剤を使いたかったようですが，強すぎるのではないか話しますと，1剤を自ら選択してきました。こだわりを強く感じたので，本人の求める吸入を

5. 初回精神病エピソードで多彩な経過を示した思春期女性

致しました。その直後，再度吸入を要求したため，2回目は生理食塩水のみにしました。

下坂 ご本人にとっては，思惑に対する違いがあって，納得できなかったのでしょう。実際は症状が楽になったわけですか。

当直医 そうですね。1度自室に戻りましたので。

下坂 呼吸困難の治療としては間違いではなかったものの，結果的には不満を訴えていますよね。なるべくご本人の気持ちを受け入れる上では，生理食塩水だけでの吸入も1つの治療なので，「湿り気療法」などと言い，ご本人の心の苦しみに対して治療をしていますよといった態度を示すだけでも，反応が良くなることもあります。吸入は全く必要ないですよ，という態度ではいい結果はうまれません。そのほかに，「死んじゃいそう」と訴えたあと「それはないと思いますけれども」と返答していますが，これはどうでしょう。ご本人にとっては，死んじゃうという不安であるはずです。それをまず受けとめてあげるべきでしょう。それを否定されたがために，「とにかく嫌」という拒絶の反応を示しています。治療関係を築く上では，ご本人の不安の思い込みにきちんと対応すべきであると思います。この面接の最後の部分は，薬に対する攻防ですよね。私はまず睡眠を取れるように工夫することが重要と思いますが，それは試みましたか。

E医師 はい，過度の緊張状態が続いていることが明らかであったので，何とか睡眠は確保したかったのですが，ご本人が悪夢は見たくないからと言って，このままでいいと訴えていました。

下坂 悪夢の内容は分かりますか。

E医師 はっきりとした夢で，死んだお姉さんが迎えに来るそうです。お姉さんが死んだとき患者は1歳であり，葬式などの記憶はないと言いますが，面影などを同居している祖母に話すと何でそこまで分かるのと驚かれることから，本当にあの世に連れて行かれそうで怖くなると話しています。

下坂 事実はどうあれ，眠剤の増量は不可欠なわけですから「飲んでも悪夢を見ないものを探していこうよ」などと，ご本人の気持ちに立つよう配慮し，そこから話を拡げていくこともできたでしょう。それから4回目の面接で，

分裂病の談義があります。それまでの面接の流れと少し違った印象を受けました。分裂病は嫌なのでしょうか。そういうことはないとは思いますが分裂病がいいと思っていたのでしょうか。

E医師　恐らく，嫌であったとは思いますが，どんなものであるかは分かっていなかったのでないかと思います。

下坂　どう考えているかで，ご本人の発言の意図が明らかになると思います。もう少し聴いてみるべきだったと思います。それから私って変わっているとありますが，これはどういうことなのでしょうか。

E医師　いじめを受けた理由は，1人でいるのが好きでグループが嫌だったからと話しています。自分はいじめを受けているのに，担任も含め変わっているあなたが悪いと皆に言われたようです。でも本人はそれがいけないことだと思っていないので，こだわりがあるようです。

下坂　そうですか。もう少し変わっていることと今回の病気との関係や，自分ではどういうふうに変わっていると考えているのかなどもう少し聴いてみたいところです。こだわりがあるならなおさらです。あと，先生が僕もそう考えましたよと，ありますが安易に同じであるということには危険があります。というのは，実際に同じ気持ちであったとは考えにくく，違っていることが当然なので，患者に反感を与えることがあるかもしれません。「僕も似たところがあったから」くらいに留めたほうが無難でしょう。それから5回目の面接ではセロクエルについてですか，これについて正直に説明していますね。実際のところセロクエルは体重が増えるのですか。

E医師　頻度的にはわずかであると思います。

下坂　それはこの人が体重にこだわりがあるからあえて話したのですか。

E医師　いえ。何とか服薬させようと副作用が少ないことを強調しようとして不用意に言いました。

下坂　それほど大きな副作用ではないとは思いますが，ご本人のこだわりがあったわけなので，こだわりを1つのテーマとしてここから取り上げていいと思います。自分が変わっているといったこととのつながり，芸能活動とのつながり，そしていじめをした人たちへのつながりなど確認していいと思い

ます。痩せることが理想ですか，漏斗胸がひどくなっていくというのはほんとうですか。

E医師 喘息既往がありますので，入院後診察しこのことに触れたことがありました。お父さんもそうだ，と言っていましたが，本人も少し気にしてはいました。入院後2kg体重が減少したので，やや漏斗胸が強くなってきた印象だったので，こう話しました。

下坂 漏斗胸が目立つようになったということですね。漏斗胸は少しなりとも，気にしていたわけで本人にとってギクっとくることをおっしゃったわけで，これはこれでいいと思います。それから電気を消せないわけでしょう。幻覚・記憶障害があるため電気を消せないんでしょう。電気を消すことによって不安が高まるわけです。子供のように暗闇が怖いということです。この方ならずとも最近の適応障害や不安をかかえた若者には多く見られます。電気をつけっぱなしにしたり，音楽をかけっぱなしにしたり，暖房機をつけっぱなしにしたりと，自分なりの道具を使って自己治療しているわけです。それを十分に納得した上で，これらの道具から睡眠剤に変えていくようにするのがよろしいかと思いました。ほかにここにいらっしゃる先生方からなにかありませんか。

A医師 粉末処方にした理由を伺いたい。喘息の吸入では患者のことを聞き入れすぎているような印象を受けるのに対して，粉にして治療者側に任せなさいよとする飲ませ方は，同時には両立しないと思いますが，いかがでしょうか。

E医師 拒薬に対し何らかの形で内服させなくてはと考えていました。また薬の副作用でつらい症状が出ているとは判断していませんでしたが，患者はそうであるといい，譲りませんでした。また錠数が増えると反応が強かったので，粉末にして少しずつ薬を増やしていけば，副作用は出ないと言い聞かせるためこれを利用しました。

下坂 私もA医師の意見に賛成です。この方は自分に頼りがないので，先生が下さるものを頼りにするはずでしょう。頼りにするからにはそれが自分の中に入って合うかどうか，大丈夫かどうか大事にしているはずです。それ

から薬に対して拒否的な面がある一方で，ピッタリと合う薬を欲している裏返しもあります。ですから，こういう薬はどうなのかと検証する部分では錠剤として提示し，この量が多ければ潰していきますよと粉砕にする手続きが大切だと思います。薬をめぐる攻防のなかで，余りにもうるさいので少しごまかし的なものが入ってしまった感じがいたします。また薬の感触を細かく取り上げることによって，患者とのコミュニケーションを図るということも忘れてはいけません。それでは続けましょう。

第6回面接

(「恐い」と Ns-st. に来て主治医の脇にしゃがみ込む)
〈どうしたの？〉
今部屋に入ってきた。
〈誰が？〉
包丁をもった男の人。
〈じゃあ確認しに行ってみようか〉
エ，行くんですか。
〈とりあえず僕も確認したいから〉
(部室へ行く)
〈まだいる？〉
うん。
〈どこらへんに？〉
ベッドの上。
〈1人だけ？〉
(うなずく—主治医ベッドのところへ行く) 先生やめたほうがいいよ！
〈ここらへん？〉
(と言って，手をベッド上にもっていく。うなずく)
〈今どんな感じ？〉
男の人の中に先生の手が入っている。
〈重なっている感じ？〉

（うなずく）……なんか男の人が薄くなってきた。
〈そっか，ここにいたのか。僕には見えなかったけれどどう感じた〉
なんか不思議。
〈あなたが見たのは現実だと思いますが，他の人に見えないものを見ていると考えられますか？〉
なんとなく。
〈頭の中にある記憶が映像化して見えているとか？〉
そうも思えます。
〈でもそんなもの見たくはないよね〉
うん。
（脳波にて後頭葉に小棘波を認めた。側頭葉てんかんを疑いテグレトール（カルバマゼピン）100mg/日を加剤した。この頃から憑依体験が出現してきた。これをうけてテグレトール200mg/日に増量した。同時期に，Ns-st. に頻回に来て，コップの水をこぼして遊ぶ（4歳のユリちゃんになる），この他に「タバコが吸いたい」と40歳の男になり「帰るから」と言って外に出ようとする，さらには「死んじゃえ」の幻聴にホチキスで手首に傷をつける等の言動が見られた。当直医が対応し筋注をしようと促すと急に我にかえり頑なに拒否する，といった解離を思わせるエピソードがあった。）

第7回面接

（開口一番）先生は注射しないと言ったよね。
〈うんそうだね，昨日は4歳や40歳になってたみたいだね〉
エーわかんない。
〈外に出ようとしたり，手首を傷つけようとしたり，落ち着かなかったみたい〉
そうなんですか？（ニヤッとする）
〈当直の先生も落ち着かず身体に傷をつけようとしている人を見たら，大変だと思います。注射して落ち着きを取り戻そうと考えるのも，やむをえないと思います〉
でも注射しないって約束した。（主治医を睨み付ける）

〈でも緊急性のある場合は仕方ないと言うことは理解して下さい〉
絶対ダメ。死んじゃう。
〈僕はできるだけ約束を守るようにしますが，夜間は当直の先生の判断にゆだねます〉
じゃあ，こんなところにはいられません。今すぐ退院させて下さい。
〈退院は無理です〉
もう治りました。帰らせて下さい。
〈まだかなり具合が悪い状態ですから，少し落ち着きましょう〉
とにかく帰してください。(泣き出す)
〈頑張って治療しようよ〉
なんか苛々してきた。(と言ってコップを持ち退室した。)
(主治医もおいかけ Ns-st. へ行き患者の隣に腰掛け話し掛けるも「誰この人。知らない」と言ってそっぽを向く。それから無視を続けたため，主治医は席をはずした。そのとき女性医師に対応して頂いた。40歳になっていてそのあと戻ったとの報告を受けた。さらに同日，病棟医長に面接をして頂いた。幻覚妄想が強く憑依体験を伴って解離様症状をきたしているため，抗幻覚作用のある薬を早急に増量していくようアドバイスいただきセロクエル 200→400mg/ 日に増量した。)

第8回面接

(自室でベッド柵をガタガタさせ落ち着かないとの報告を受け自室へ)
〈どうしました？〉
知らねえ。(無表情，視線もあわせずにガタガタやっている)
〈Nさんではないのかな？〉
ハッ？
〈どなたですか？〉
……山口……山口ジュン。
〈山口さんはいつも来る人？〉
ハッ？ 言っている意味がわかんないんだけど。

〈なにしているんです？〉
人殺し。
〈なんで？〉
人を殺したい。ただそれだけ。
〈だれを？〉
周りの人。
〈恨んでいる人でも？〉
いじめたやつ。
〈中学の時の？〉
担任も。
〈辛かったんですね？〉
……。
〈山口さんはいつも2人の友達と来ますよね〉
友達じゃない，親戚だよ。
〈毎日，Nさんのベッドに来ますよね〉
言っている意味がわかんねえ。
〈いつも女の子のところに来ますよね〉
ああ。
〈何か理由があります？〉
別に。
〈女の子は苦しんでいますよ〉
そんなことないと思います。（急に丁寧に）
〈すごく怖がっているのでもう来ないで下さい〉
でも行くところがない。
〈昼間は？〉
昼は出かけるだろ。……すっごく苛々してきた。
〈わかりました。ではまたお話に来ますので〉
今すごく苛々するんだけど，何とかして下さい。
〈あなたが女の子から離れたら女の子と話をしますんでまた来ます。（主治医，

退室する)〉

(5分後Ns-st. に来て主治医を呼び出して) 抜けた。

〈何です?〉

今抜けました。(少し照れながら) すみませんでした。(苦痛などの訴えなく頓服薬の希望はしなかった。)

(この頃,胸痛を訴えることもあったが,発症時から動悸が初発症状として認められたこと,追加の心電図でも問題のないこと,効果の兆しが見られてきたことを十分に説明した上で,同日セロクエル400→600mg/日に増量した。その2日後夕方から発熱 (39~40℃)。頸部リンパ節の腫大に圧痛も伴った。当直医によりテグレトールの副作用を疑われこれを中止して頂いた。血液検査からウィルス感染も考慮した。耳鼻科では伝染性単核球症が疑われたが,EBウィルス抗体 (-) の結果からこれは否定された。薬剤のリンパ球幼弱化試験の結果も陰性であった。)

下坂　まず憑依体験とはどういったものなのでしょうか。

E医師　私が現場を見たわけではないのですが,夜間になると自室に男3人が来て自分の中に入ってくると言います。そして問題行動を起こし,次の日看護師から報告を受けました。患者は覚えていないと言いこれを憑依体験と表現しました。

下坂　なるほど。こういったことは夜間に多くなりますよね。そしてこういった解離がはっきりしてくると大変だと思いますよね。いかがですか。

E医師　はい。大変困りました。実際に薬が効いてくれるのか心配になりました。

下坂　解離では何かいいことはないのでしょうか。

E医師　解離しているときは辛さも忘れられるので,その点はいいと言っていました。

下坂　解離の内容を見るとさまざまですけれど,4歳のユリちゃんになると遊ぶことができるのかもしれない。40歳の男性がタバコを吸いたいと大人びた経験もしたいのかもしれません。私だったら,女の子に変わる部分は

「楽しいね」とか男の人に変わる部分には「かっこいいね」などと，言語的な介入はするかもしれません。そうしたからといって解離を促進することにはならないと思います。また患者の不安や緊張を和らげるかもしれません。それから先生は，注射はしないといつ言ったんでしたっけ。

E医師 苛々でかなり辛そうなときに，余りにも辛い場合には注射もできますと，言ったことがあります。そのときも，注射に対し拒絶的な反応をしたため，なるべく注射はしないよう何とかしますと約束したことがありました。

下坂 そのときしないと言っただけで，今後絶対しないと約束したわけではありませんよね。とすると注射は絶対だめ。というのは，いじめを受けたとか過去に結びついているのかもしれません。あるいは注射は外から入ってくるものという性的なニュアンスを帯びたものとしてあるのかもしれません。ですから「何か押し付けられるのがイヤなんだよね」とか，憑依体験をイメージさせるような「自分に入ってくるのが怖いんだよね」とか言って，拒絶的な意図を表現することから，「では今回は注射しませんから」と話したほうが，先生への拒絶的な態度もなかったのではないでしょうか。それから8回目面接での山口さんというのは，どういう人なのでしょうか。

E医師 あとで本人に聞いてもはっきりしませんでした。当日看護師に山口とは違う人物を名乗っていることから大きな意味はないと思います。恐らく山口という人が当時病棟内に複数いたことが，影響していたのではないかと想像しています。

下坂 山口さんはどういう性格をもったかたなのですか。

E医師 包丁を持っていて，ご本人は怖い顔で睨んでいると言います。

下坂 なにしろ本人の分身にはかわりないのだから，実際に良いか悪いかわかりませんが，山口さんは「かっこいいのか」とかいって解離したものにネガティブに関わらないことです。たとえば解離したところをみているわけですから，「芸能人としてはたいしたものだよ」などと言って，否定的にかかわらないようにするかもしれません。そうして発熱したわけですけれども，40℃の熱は何日続いたのでしょうか。

E医師 約5日間です。

下坂　それから状態が良くなってくるのでしょうか。
E医師　はい。
下坂　そうですか。よくあることですね。それでは続きにまいりましょう。

第9回面接

〈辛いね〉
（発熱40℃以上になる。）先生良くなっていない気がします。頭がボーッとして訳がわからない。ふらつきもひどくなっています。（もうろうとして倒れることもあった）
〈（血圧などを測定し診察した後）セロクエルが効き過ぎるともうろうとすることもあるけれど，発熱や，栄養を十分に摂れないこと，体力も弱っていることが一番の原因と思います？〉
本当に大丈夫ですか？
〈大丈夫。でも食べれているかな？〉
全然。
〈高熱がでていて脱水になると本当に具合が悪くなる。今本当に大切な時期だから点滴を始めましょう〉
それは無理です。
〈糖分と水分とビタミンだけで薬は使わないから〉
やらなきゃダメですか。
〈点滴した方が早く良くなるはず。でなければ後手後手になって大変なことにもなりかねない。今日は僕を信じて言う通りにして〉
……。（うなずく）
（同日より約1500ml/日の補液を開始した。セロクエルは600mg/2×→600mg/3×とし継続。発熱は第7病日に落ち着いた。この間，倦怠感・ふらつき・頭痛・胃痛・胸痛などの身体症状の訴えは見られたが病的体験は認めなかった。4日後「セロクエルの効果が出てきたようですね」の問いに「有り難うございました」の発言があった。）

第10回面接

〈どうですか？〉
(笑顔で) すごく良くなりました。
〈良かったね〉
ありがとうございました。
〈熱も下がったし，血液検査の結果も良くなっています。点滴を抜きましょう〉
(嬉しそう)
〈胸の痛みとかは？〉
大丈夫です。
〈夜の病的な症状は？〉
2日間出てません。
〈えー本当。すごいね〉
何もなくなりました。
〈よかったね〉
先生のおかげです。
〈昼の苛々も？〉
全然ないです。
〈犬はどう？〉
今はだっこしたい気分です。
〈僕も信じられないなあ。でも本当に良かったね〉
(終始笑顔であった)
(この頃から病的体験は消失している。しかし，再発に対する不安は残っている。また，時に顔のほてり・早朝のむくみ・耳の違和感を訴えることもある。不眠・緊張が続き自律神経系の働きが正常に戻っていないことを説明し不安を生じないよう努めた。それから2回の外泊は無難に過ごせた。)

第11回面接

〈調子はどうです？〉
大丈夫です。でもとっても退屈です。

〈元気になった証拠ですね。今日から外泊ですね〉
退院したいんですけど。
〈身体も心も病み上がりでしょう。まだ不安定な時期だからもう少し様子を見ましょう〉
でももう治ったし，病院にいてもやることないしもう平気です。
〈今日から2回目の外泊ですよね。大きなことがなく済んだらもう1度考えましょう〉
でも私のことだから私が決めたいです。
〈今，薬の整理中です。心理検査やMRIの結果も出そろっていません。退院はこれらを確認してきちんと方針を立ててからにしましょう〉
先生の言っていることも解りますが，自分の意志が大切だと思います。
〈今焦って具合が悪くなったら，僕もあなたも後悔が残ります。必要以上に入院を長引かせようとは思っていませんから，もう少しゆっくりとしましょう〉
じゃあ外泊を長くしてください。先生が病棟にいない時は不安で落ち着きません。
〈今回は1度決めた通りにしましょう。外泊から帰ったらもう1度考えましょう〉
先生の言っていることが解りません。
〈どうして？〉
理屈は解りますけど，自分の考えが一番大切だと思います。
〈それも解るけど，今のこういう焦りもまだ不安定な現れだと思います。そんなに退院を焦らないでいきましょう〉
不安定ということには納得できません。もう平気です。
(同様な応答が続き結論に達しなかった。)

下坂 症状が急速に良くなりましたけれども，病棟医長の先生はどう評価していらっしゃいますか。

病棟医長 味も素っ気もなくて申し訳ありませんが，このころやっと抗精神病薬が効いてきたと考えておりました。私もこの方の診断は迷っていました

が，明らかに幻覚があって混乱状態に陥っていることが如実に分かりましたので，抗精神病薬の効果があると考えました。

下坂 私も分裂病圏を想定し抗精神病薬を選択すると思いますが，セロクエル（クエチアピン）を選択した根拠についても伺いたいのですが。

病棟医長 私は若年の初回の精神分裂病疑いの患者には，ほぼ100％非定型抗精神病薬を使用しています。一番いいのは錐体外路症状が少ないこと，鎮静作用が少ないことが思考の解体にメリットがあると考えられます。またメリットとデメリットの両方あるかと思いますが，精神病後の疲弊状態も軽くなるかと思われます。そのほかに患者さんの薬の飲みごこちのよさもあると思います。

下坂 外来の症例にもそうしていらっしゃいますか。

病棟医長 はい。外来でもそうしています。

下坂 思わざる副作用が時々あるようにも思いますがいかがですか。

病棟医長 定型薬を増量していくのに比べますと，そのように感じたことはありません。

下坂 それでは今までの私の運が悪かったのでしょう。症例を重ねてみることにします。発熱の原因などはいかがでしょうか。

病棟医長 経過やデータなどからウィルス感染と考えると，一番説明がつくと思います。

下坂 副病棟医長の先生はいかがでしょうか。そのほかのことでも構いませんのでコメントを下さい。

副病棟医長 メジャーが効いたことは注目しています。私が伺いたいのは，E医師が，この患者さんにどのような気持ちで接していたかということです。

E医師 はじめは男性恐怖ということが念頭にあり，拒否されないように気を遣っていました。

副病棟医長 拒否されないようにという文脈で追っていくと，はじめは両者に隔たりがあったと考えられますが，どういったことを突破口として治療関係が改善されたのでしょうか。

E医師 どこで自分が分裂病なのではないかということを考えたのか分かり

ませんが，4回目面接で唐突に聞かれました。それから自分が「変わっているのではないか」という疑問を抱いていること，「変わっていてもいいのではないか」と受容し支持したことから，患者の態度が少し変化したと気づきました。この面接が1つの鍵であったと考えております。

副病棟医長 この患者さんはまず始めは何もかも拒絶するというところがありましたけれども，私は先生が患者さんにコントロールされていたとは思いますが，このケースではある程度コントロールされていたことが，逆に良かったのではないかと思いました。それと病棟医長にセロクエルを投与するように指導され，それに対しては心臓のチェックを実際に行うなどして一歩も譲らなかったところが，良かったのではないかと考えます。あと，発症のきっかけとなったオーディションについては，もう少し探る余地はあると思いました。

下坂 この人は幼少から喘息・川崎病と病気をしている，セクハラやいじめも受けた，そしてお父さんは無力，お母さんは心配性といった寂しい生活史の中で彼女は芸能生活に賭けたわけです。自分は芸能人になって見返すんだということでしたよね。映画のオーディションといえば並々ならぬ決意と希望，あるいは幻想を持っていた可能性があります。現在も彼女の高望みは続いているでしょうし，決意は尋常でなかったと思います。それが思うような結果が出せずこれがきっかけになっていたということですね。そして確かに薬も効いていると思います。また分裂病談義をしてから自分の内面を語るようになってきました。そうなってくれば内面がグズグズになってきます。前から解離症状はありましたが，より内面がグズグズになって解体していきます。そして自分の持っているいろいろな部分をいろいろな人物に仮託することで，表現できるようになった。ある意味ではすばらしいことですよね。特に芸能人としてみればたいしたもので，いろいろな人物になりきれるわけです。先生のインタビュー，薬物の作用がパラレルに影響し効果がでてきたのでしょう。そして風邪（？）もひきやすくなった。比喩的な言い方ですが，現実的に心の病があるときは緊張している状態で，強迫的にツッパッタ状態のために風邪もひかないわけです。しかし解体が進み外界を受け入れやすく

なった。免疫力の問題と関係すると思いますが，風邪（？）もひきやすくなった。しかも，幸いなことに？　ウィルス感染で激しい高熱が続いた。そこでグズグズした精神的状態でのはっきりしない病から，身心ともに病になった。そしてみんなから身体病として看護された。かつてはヴァイツゼッカーが言ったように，身体の病に心的苦悩が吸収されドラマティックに良くなった例は，まま見られるわけですね。このほかにご意見はありませんか。

副主治医　この方の治療での失敗が2点あったと考えます。まず，男性恐怖のため，女性の主治医を希望しておりました。治療導入時にE医師の動揺が強すぎたのではないかと感じました。もう1つは，分裂病の可能性があるので抗精神病薬を使用するということを，E医師から母親に説明がありました。分離不安の強い母親と思われたので，母親から患者に同様の話がされたのではないか，恐らく患者から分裂病という発言があったのもこうしたことが原因と考えられます。もう少し配慮があったほうが良かったのではないかと考えました。

下坂　結果論ですが，この症例はすごく短期間でいい方向に向かいましたよね。男性治療者と女性治療者の関わりあい方にちがいはありますが，この方はお父さんの関わりあいが非常に少ないですよね，また中学の先生のように信頼のおけない人と違い，E医師の存在感が大きくなったわけですよ，患者が女性を希望したら女性治療者というわけにはいかないでしょう。男性でも女性的要素が表現できないわけではありませんから，失敗はなかったと思います。たとえば，「非常に男性がイヤなのはどうしてかな」と尋ね，「なるほどね」と理解して，「悪いけれども我々でやらせてもらうよ」などというのはいかがでしょうか。あと，分裂病の可能性があると母親に告げたことも，小さな失敗くらいではないでしょうか。このほかにはいかがでしょうか。

病棟医長　先生のおっしゃるように，この方は急速に良くなっていて，ご本人がこの激しい体験を記憶の底にしまっている印象があり，最近ではさっさと退院してしまおうという感じがあります。「私は変わっているのかしら」という考えがあるうちはいいと思いますが，学校をやめてしまったこともあり，そのうちに芸能界の夢に向かってしまうことも大いにあると思います。

これからどれくらいご本人の内面に立ち入って援助していけばよいのか，ご教示いただきたいと思います。

下坂 私はこのように急速に良くなった人への内面への関わりはあまりしたくはありませんが，E医師はいかがですか。

E医師 私は大きな問題は大きなこととしてとらえ，ご本人に伝えていきたいと思いますが。

下坂 なるほど。それではどのように解離が収束していったか，ご本人は語ることはできますか。

E医師 窓から見る空の色や景色がどんよりして解らなかったものが，熱の治りかけたころに空の色が青くなり，景色も鮮明になって「ああ良くなってきたんだ」と感じたようです。

下坂 世の中の見え方の全体が良く変わってきたのですね。これからこの人がどうあればいいのかということですが，休養はいつも取るようにして疲れないようにしながら，家事を少しずつやってみる。それからお母さんとの分離を促進しない。お母さんとはくっついていてもらう。そのくっつき方に多少工夫して，時々お母さんは後方に控えて，本人がしたことの始末をするように応援していき，少しずつ社会生活に慣らしていく。さらにはお父さんの適当な介入があれば，お母さんの負担も減るというところでしょうか。それから分裂病疑いということですが，一見ヒステリー様，境界例様，それから解離様な形を持って，最初のシュープが起こったと捉えていけばよろしいかと思います。もっとも現段階では分裂病の診断はつけず，境界例とか解離性人格障害と私は考えていきたいと思います。

病棟医長 ありがとうございました。

下坂 では最後に，H教授からお話を伺ってもよろしいでしょうか。

H教授 そうですね，病像の変遷がみごとですね。最初に喘息様の心身症から始まり，不安障害が前景に現れ，それから精神病様になり，解離を経て身体疾患になり，良くなったということですよね。厳密には少し違うかもしれませんが，症候移動つまり身体疾患になり良くなったというだけでなく，発症の仕方にも興味があります。それから，8回目面接の記載の最後の部分に

「〈あなたが女の子から離れたら女の子と話をしますんでまた来ます〉（主治医，退室する）（5分後 Ns-st. に来て主治医を呼び出して）抜けた」とありますが，E 医師の今までの態度と異なり，ここでは少し突き放しております。そこでご本人が少しハッとしたところがあったのか，ショック療法的なものがあったのではないかと思います。ここで少し改善がみられたので，中井久夫先生のおっしゃる身体疾患が生じやすくなったともみられます。精神的に悪い状態で発熱してその結果良くなることもありますが，この場合は発熱する前に良くなっていたと予想されます。精神療法的な面から見ますと，点滴を受け入れた意味が大きいですね。注射を好まない一般の人でも点滴をしただけで気分が落ち着き，状態が良くなることが少なくありません。いろんな意味での愛情の給付というシンボリックな意味合いがあったのかと興味を引きました。

下坂 そうですね，発熱前に良くなっていたのではないかということですね。それから，この人のうつという観点から見た見解はいかがでしょうか。

H 教授 中学のときいじめを受けなんとか見返してやろうと，開き直ってあるいは逆襲に転じて，無理をした点でマニックに転じていたという見方もできますが，はっきりとしたうつはみられません。オーディションが何らかのきっかけになっていて，喘息様症状あるいはパニック様の症状から身体症状に置き換えていたともとれますが。

下坂 そうですね。いままでうつ的なものが上塗りされてきた可能性があります。たとえば心身症，不安発作，解離とか精神病様解体状態，そして身体疾患とたえずうつが自然に回避されてきました。いつ抑うつになってもおかしくはない状況ですが，既往歴でも川崎病・喘息に上塗りされてきた，それからいじめやセクハラという外的な現象に不安が移されてきた，そして目的論的にみるなら解離によってうつを回避することができたともいえるかもしれません。しかし，これからはうつを認識できるようになると，もしその経過が改善に向かえば精神面もさらに改善していくということも考えられるかもしれません。

■担当医意見とその後の経過

　映画のオーディションで体調を崩し喘息を発症した。挫折感があり体調の回復も思わしくなく，動悸・胸痛・胸苦しさの身体症状が出現した。予想以上の不安にさいなまれ，苛々・夜間の恐怖が出現し睡眠障害を伴った。そして精神病様症状も加わり諸症状が悪化した。心理検査では情緒の発達の遅れが顕著で，長期間の強いストレスにより情緒が動かされると，現実検討能力が低下しストレスに容易に巻き込まれてしまう可能性が高いことが示唆された。小学校時代の長期入院で薬剤アレルギーを体験し薬に対するこだわりが強かったこと，中学校時代にいじめを受けその時の教師の対応も悪く人への不信感が根付いたこと，さらに痴漢の体験などから異性への正常な精神発達が停滞してしまい，主治医との治療関係の構築に苦慮し投薬治療が緩徐となり，入院後も状態が悪化してしまった。今回のエピソードでは，心身症→不安障害→精神病様症状→解離へと発展したが，解離ではいじめに関与した人物への憎悪が再現され，自傷行為や殺意が表現されたと考える。また患者の演劇の経験がこれらを修飾していた印象も受けた。最終的にはセロクエルが病的体験に著効し，発熱による身体化も重なり急速に改善した。診断は統合失調症の初期症状，ヒステリー精神病，解離性人格障害が疑われたが確定診断に至らなかった。退院時処方はセロクエル600mg/2×，メイラックス2mg/2×，ベンザリン5mg/1×（眠前）であった。退院後は外来通院しているが，旅行や少し無理をして疲れたときに不安・苛々が出現し，不安時の頓服薬を使用することがある。さらには月経が再び発来し，月経直前に一過性の解離様の気分やうめき声などの病的体験まで発展した月経周期が確認された。今後月経周期との関連性に注意して観察していきたいと考えている。

==== 下坂先生からひとこと ====

　この症例報告には，内心当惑いたしました。私は開業してから，急性の精神病状態を直接治療したことがないからです。したがって私の助言は的はずれが多いことでしょう。このような症例の場合，診断は不確か

であっても，治療は身心の休養——たとえば充分な睡眠——と薬物療法とが主眼となります。その意味で主治医が薬物療法の説明を一貫してはっきりされたことはよかった。診断の問題に立ち入ることは守備範囲をこえますが，日本で発展した非定型精神病の概念と本例を照合することも必要かと思いました。

下坂ゼミ11年をふり返って
―― 下坂先生を囲んで ――

[司　会]　広瀬徹也
[出席者]　下坂幸三，池淵恵美
　　　　　内海　健，切刀　浩
　　　　　安藤義将
[フロア]　柏田　勉，島田　巖
　　　　　南光進一郎

はじめに

広瀬　11年以上にわたって下坂先生にお願いして精神療法のグループスーパービジョンを，帝京大学の精神医学教室で行ってまいりましたが，この間の症例がちょうど56例目だったかと思いますので，大体1年に5例ぐらいやってきた勘定ですね。この1月（平成14年）で下坂ゼミは終わることになりました。それで終わるにあたって精神療法の研修について，下坂ゼミに熱心に出ておられていろいろ発言された先生と，それから一番のフレッシュマンで，下坂ゼミで発表したことのある安藤義将先生に加わっていただいて，座談会を行いたいと思います。シンポジウムのような並び方になっていますが，もちろんそちらのフロアの方々にも後でご発言はしていただく機会はあると思いますので，よろしくお願いいたします。

　下坂ゼミはいま申し上げたとおり，1990年11月にスタートしています。その前に実は1980年からちょうど10年間，土居健郎先生がやはり同じようなペースでされていまして，48回の土居ゼミを行っています。両方出た経験のある人というのは，私以外では南光進一郎先生と切刀浩先生と柏田勉先生ですね。そういうことで，帝京大学での精神療法のグループスーパービジョンというのは，20年以上にわたる歴史があることになります。これは考えてみたら相当すごい数字ではないかと思うのですね。

　そういうことで本日は精神療法の研修という問題について話し合いたいと思います。特に研修医レベルの精神療法の研修ということにフォーカスを当てて，話を進めたいと思っております。それでは，まず下坂先生からお願いいたします。56回もケースにお付き合いくださって，本当に貴重なご示唆を

いただいたわけですけれども，先生のお立場でのいろいろなご感想もおありかと思いますので，まずそのへんからお話しいただければと思いますが．

精神療法，心理療法は常に入門のところをしっかりと

下坂　ご紹介いただいた下坂ですが，こんなに長い間，帝京にお世話になったのかと思って，あまり実感が湧かないのですが，ずいぶん長い間皆さんと勉強したわけですね．だけどいつも私は同じことを繰り返し巻き返し言っていたと思うのです．それは初期研修の方だからということだけではなくて，どうも精神療法あるいは心理療法というのは，いつも入門しかないのではないかと思うのです．ですから中級向きとか上級向きというのはなくて，長年の経験者も入門のところをしっかりやるのだというふうに私は思っているのです．おそらく出席された方は「下坂はいつも同じことを言っているよ」という感じを受けられたと思うのですが，私の臨床も同じことでいつも同じことの繰り返しです．

1つ，帝京に参って感心したことは，初期研修の先生が立派に問題点を把握して，しかもプロトコルを見事にまとめている．また私は治療の結果を知りませんから「これはどうもまずいな，うまくいかないのじゃないかな」と思っていると，いつの間にかうまくいっていると．こういうことが多かったのですね．もちろんそれはその研修医の方々が初々しい気持ちで患者に素手で立ち向かって，あまりいろいろな理論を頭に詰め込まないで無心に見ると言いますか，そういうことが良かったと思いますし，それを応援する上級の医師，あるいは看護師，病院の全体の仕組とかそういうものすべてが，さらに患者と治療者を支えて良くなったと思うので，帝京大学の治療のシステムが非常に良質なのではないかなという印象を受けました．

私の研修の1つの問題点は，やはり皆さんが初期研修であるということ，それから私がかなり年配者だということで，私の意見をかなり一方向的に述べて，そして皆さんが何となく頷いているということなのだけれども，私の意見に対する異論とか反論とかそういうものをもっと伺えば良かったかなと思っているのです．ということは心理療法の勉強を，初期研修の人と私との間でやりましたけれども，これは譬えて申し訳ないのですが，患者と治療者との関係と似たところがあるわけで，患者が治療者の言うことを「はい，はい，はい」と言っているうちは治らないわけですね．患者が治療者の言動にいろいろと疑問を感じる．ズレを感じる．それをちゃんと言えるというようになりますと，患者が悪い子になった，あるいは反抗的になった，悪化したと，

表面的には見られがちですが，実際はそういう形で患者さんが自分の考え方，見方，欲求を出せるようになったということである一面進歩なわけですね。

それと同じことが本当は研修の場で行われなければいけなくて，「これまでの私の意見に対して異論がありませんか」ということを皆さん方に問い掛けなかったことが1つ問題だったなというふうに思っております。そういうことが抜けているために，皆さん方が患者に会った時に，「治療者のやり方に対して疑問を感じたら，いつでも言ってください。遠慮なく言ってください」ということを練習する場にならなかったのではないかというのが私の反省点ですね。要するに長い間私の意見を述べましたけれども，皆さん方のお役に立ったかどうかは私には分からないので，それはあとで皆さん方にご意見を聞きたいと思っています。

患者・家族の言うことを まるごと受け取る練習を

下坂 それから広瀬先生から，初期研修医が心理療法，精神療法を行う上で陥りやすい落とし穴というようなものがあったら指摘して欲しいとあらかじめ言われたのですが，患者や家族の言うことをそっくりそのまま，まるごと受け取るという練習がまず大事ですね。そっくりそのまま受け取って，その話に今度は先生方の話を連結していくわけだけれども，ちょうど電車には連結器というのがあってうまく繋がっているわけですけれど，大体先生方の話を伺っていると連結がうまくいかないところがありますね。患者や家族の話にうまく繋がって話を展開していくというところに乏しいところがあって，それはやはり今まで皆さん方が勉強なさった教科書的知識とかズレたままで進める日常会話の名残とか，そういうことがあるいは邪魔していて，患者や家族の話に沿って話を繋げていくということがうまくいかないのではないかと思うのですね。

もちろん患者や家族の話に違和感や異なった意見があって当然だが，とにかく話をぴったり繋げた上で，治療者の意見はこうなのだと違う意見を言う必要はあるのだけれど，そこが省かれてしまって，患者・家族は「A, A, A」と言っていると治療者は「B, B, B」と言って，今度は患者や家族は「C, C, C」と言うと治療者は「D, D, D」と言う，このズレも治療的に効くことがあるかもしれませんが，患者・家族の不満がつのる場合が多い。

患者・家族の話はよく聞かなければいけないということを，皆さんよく御存じなわけだけれども，今度はどのような問いを出すか，どのように問い掛けをしたらいいか，さらにいかに助言するかということの習練が大切です。しかし本を読んでも，どういう問いを

発したらいいか，治療的な言語はどういうものかということが，あまり書かれていないと思うのですね。これまでの症例検討では，「私ならこう言う」といった発言が多かったと思いますが治療的言語のひな形を示したつもりです。

結局，研修という時には，心理療法のあるいは精神療法の上手な人が一緒に勉強すると，こういうことが必要なわけですが，土居先生とか私が外から来て，お手伝いしたということなのですが，これは必ずしも健全な形ではなくて，やはり学内に心理療法の上手な方がいるということが大事なことですね。ところが日本の大学の精神科教室の流れというのは，どうも近頃そうではないようで，それはこれからの課題で，精神科の教室を預かる方がこの問題をどうするかということを真剣に考えなければいけない。

ただ，そういう心理療法の上手な人が指導する場合に，あまり自分の考えに凝り固まっている，あるいは特定の学派に凝り固まっているというのは考えもので，いろいろな心理療法のアプローチがあること。それから各人の個性に合ったアプローチがあるということに気配りができなければいけない。だから少し懐が深くなければいけないと私は思っていますね。私が懐が深かったかどうかは分かりませんが。しかし，これまでの逆を言うようですが，自分の流儀には一応筋がとおっていないとだめ。折衷派は私はほとんど信用していません。

『外来患者診療備忘録』（臨床メモノート）を書く自己研修

下坂　話が飛びますが，ある心理臨床の人のスーパービジョンをしたことがあります。さっぱりとした性格の人なのですけれどもすぐ思ったことをポンと言ってしまうのです。「あんたってバカじゃない」とか，「バカみたいなこと言ってんじゃない」とか口癖のように言ってしまう。これを何とかしたいと言うのです。「それはもう直さなくてもいい。そこを使ったらどうですか」と私は申しました。「なんか，あなたの言うことを聞いているとバカみたいと思っちゃうのだけれど，これ，私の悪い癖で，ごめんね，実際はあなたにとっては大事なことなのですね。でも少しバカみたいに響くところもある」と，あとで少し言い訳したらどうですか，とすすめたことがあります。その人はその後その癖が少し減ったのですね。そんなことがあって，個性を伸ばすということが大事だと思っています。

もう1つは自己研修というのがありまして，このグループでケースを検討するのもいいのですが，自己研修も必要ですよね。私はそれなりに自己研修をしてきたのですが，具体的なことを

言いますと，入院患者について言えば，問い掛けを書いて後で少し自分の感情の動きを付け加えたりしていました。一般外来診療を私は大事にしている。外来患者診療備忘録と題したノートに，患者から聞いたこととか，我ながらうまいことを言ったとか，こういったことに家族や患者がいい反応をしたとか，こうしたらまずくなったとか，そういうことをチョコチョコ書くのですね。これは順天堂大学時代以来ずっとやっておりまして，今は週1回晴和病院でお世話になっていますが，診察の机の中に入れてあります。そういうチョッチョッとしたメモを作るということが大事だと思っていますね。

　仏臭い言葉がこの頃好きになったのですが，「得一法，通一法なり。遇一行，修一行なり」という道元禅師の言葉があります。これは要するに一法一行というのを修めればいいのだよということです。何か1つのことを会得した，あるいは1つのことを実行してうまくいったら，それを生かしていけばいいのだと。あれもこれもと思わないで自分が会得したものを生かしていく。それは半個一個でいいんだということで，あまり欲張らないでやっていくということが大事です。ただし，そういう半個一個の法とか行を生かすためにはやはり日頃の準備が要るわけで，臨床メモノートのようなものを用意するのが良いと思っています。では一応こ

こまでにしておきます。

広瀬　どうもありがとうございました。今おっしゃったことを，またいずれ後ほどいろいろ発展させられると思いますが，いろいろな意見が出る前に新人の代表として安藤義将先生に，この間ケースを出したばかりで，まだ印象も新鮮に残っているところでお願いします。先生が研修を始められて，精神療法を病棟でやっていく中で，どういう点で，困ったことがあったとか，それが下坂ゼミに出して，何か，目から鱗が落ちたような感じの体験をしたとか。そしてそれが患者さんにいい形でフィードバックされたかどうかとか，そういったあたりですね。何でも結構ですけれども話していただけますか。

アドバイスにより精神科臨床が楽しいと感じ得られた

安藤　私は昨年11月（平成13年）に症例を提示させていただきました。はじめにおことわりしますが，本日の会の形式を把握しておりませんでしたので，質問の主旨に沿うかと思われますが，私が用意してきたのは自分が受講した感想と，あと1年目の研修医それぞれに感謝の気持ちと感想をいただいてきたので，ここで披露させていただきたいと思います。私が提示したのは，精神病の初発エピソードで，多彩な症状を呈した思春期女性，17歳の女性でした。少し具体的に申し上げますと，

まず不安障害から発症し，続いて心身症の症状が出まして，それから幻聴，幻視等の精神病の症状，その後解離が出現し，最後に発熱などの身体化を起こしまして，短期間の約2カ月の間に急速に良くなっていった症例でした。

私はこの患者を受け持って非常に困惑しておりました。常に患者さんのペースで私が患者さんに振り回されていて，かなり病棟に足を向けるのが億劫になっておりました。先生にご教授いただきまして非常にためになることが多かったのですけれども，特に勉強になったのは，それまで無意識的に避けておりました，そしてまた看護師などもあえて触れることもしなかった解離症状に重点を置くよう指導されたことです。そのように接することで，患者との距離が縮まったことを実感いたしました。この体験から非常に精神科の臨床が楽しいと感じることができました。また患者と正面に向き合って接することができるようにもなりました。そして今でも外来治療を続けております。その経験に非常に私は感謝しております。

続きまして最後のゼミを担当した財津康司医師のコメントを披露させていただきます。よろしいでしょうか（笑）。「当ゼミにおきましては先生の懇切丁寧なご指導をいただき，おかげで自分の精神療法の癖を理解できました。同時に境界例の治療には，患者の心情をできるだけ心の広さを持って向かうことが必要だと痛感いたしました。先生には心から感謝しております。」以上です。

続きまして松村謙一医師のコメントです。「精神神経科の主流である精神療法について，大変分かりやすく解説していただいたことに感謝しております。頭では分かっていても対応の仕方を誤り，受講後にこうすれば良かったと感じたことが度々でした。先生に直接ご指導いただけなかったことは残念ではありますが，これからも先生から教わったことを実践していきたいと考えております。」

そして，北沢康久医師のコメントです。「我々1年目の研修医にとって，下坂ゼミは，ともすれば我流に陥りこなすだけになってしまいがちな面接を，形骸化した方法論としてではなく，血の通った実物として目の前に具現化させていただけるという希有な機会でありました。残念なことに私自身は直接ご指導をいただく機会はありませんでしたが，症例を検討していただいた医師のみならず，聴衆として参加した医師の面接における羅針盤となっております。下坂先生のこれまでのご指導に感謝の意を表し，そしてこれからも更なるご指導，ご鞭撻をよろしくお願いいたします。」

最後に1年目を代表いたしまして，「今後も難治症例に出会い困惑してい

くことも予想されます。先生のゼミが終了いたしまして、心細い気がいたしますが、先生に教えていただいた患者の悪い面を取り入れる努力をし、患者の心に近付いていきたいと考えております。様々なご指導ありがとうございました。」以上です。

広瀬 立派な感謝の辞になっていますけれども、下坂先生がさっきおっしゃったように、言うことをよく聞くいい患者さんだとかえって治らないということもあって、指導を受ける側からの反論と言いますか、いろいろ個性的な意見があるほうが歓迎だというようなこともおっしゃったのですけれども、そういうことはいかがですか。1年目の4人が非常に仲が良くて連帯意識があるというのもよく分かりました。先生がうまく他の3人のことも代弁されたのには予想外のことで私も驚いていますけれども。

下坂 なんかほめ言葉ばかりでうれしいのですけれど、先生の言葉の中に正対するとおっしゃいましたね。患者に正対する。そう言わなかった？　正しく対面することができるようになったと。

安藤 正面からです。

下坂 正面からだ。それ大事なのですね。私もそういうふうな気持ちでおりまして、正面から正対すると言いますよね。それが好きで、まずは患者・家族の訴えを正面から受け止める。具体的には、その内実の詳細を知るということになるでしょう。もちろん正対するにしても手心があるのだけれども、それは柔らかく取り上げるとか、そっと取り上げるとかということはあるけれども、自分が気付いた問題はしっかり拾って、そこを患者にも伝えるし患者の意見も言ってもらう。そういう斜に構えないと言いますか、それから逃げないといいますか、そういうことは大事だと思っているのですね。大仰にいえば人生に正対するといいますか、そういうことが私は大事だと思っているのですね。例を出しましょう。「私は自分が一番嫌いだ」と患者はよく言いますね。それに対してあなたは理想が高いだの、これこれの優れた点があるだのと言ってその発言を封じてしまう人がいる。これは治療者の無自覚の逃げですね。どのように嫌いなのかしつこく聞いてそのことを確認する。1回の面接はそのテーマに終始しても良いぐらいです。これが正対でしょう。また、道元の教えに応じた対応と言っても良いでしょう。それでは5分しか時間がなかった時にはどうするか。患者に話を展開してもらうわけにはいきませんね。「自分が好きだという人もあまりいないようだけど、あなたは、大嫌い（声量を上げる）というわけですね。よく覚えておきます」ととりあえず返事するのはいかがでしょう。これも「常識」に基づいた正対です。

広瀬 それでは池淵恵美先生にお願いいたします。池淵先生と内海健先生はご本人が嫌がるのを，私が無理に下坂先生のスーパービジョンを受けるためにケースを出しなさいと言って，出された経験がおありですけれども，それでなくて，病棟医長とか研修の責任者として若い研修医に接しておられて，こういう点が足りないというか，こういう点にハラハラしているということもおありかと思うのですね。そういう面と下坂ゼミでの下坂先生のご指導がどういうふうにミートしているかということについて，お話しいただければと思います。もちろん他のことでも結構ですけれど。

精神療法の基本は逐語的やりとりをていねいに学ぶこと

池淵 下坂先生，本当に長い間ありがとうございました。私のほうは広瀬先生からのリクエストとして，研修を指導する立場でのコメントを期待されているのではないかと思うのです。私自身はやはり精神科医としての最初の基本的な技術ということで言うと，1つはやはり精神療法だと思っていて，下坂先生はさっき正対すると言われましたけれども，1対1で相手の感情やいろいろな考えをそのまま受け止めて相手に返していく中で，治療的な営みが生まれるというものだと思っているのです。

もう1つは少し主観性を離れて，患者さんに起こっていることを，アセスメントする。アセスメントと言っても局地的なことではなくて，総合的に治療の場でどういうことが起こっていて，自分の治療がどういう影響をもたらしているかということを，かなり客観的に評価をしていく能力と言うのでしょうかね。薬物療法の腕というのも実はそういうことだと思っているので，薬物についての知識もさることながら，やはりそれこそ幻聴が増えた減ったみたいな局所的な問題でなくて，もう少し全体を見る目が大事になってくるだろうと思っているのです。だからその2つの柱があると思っています。私自身は病棟でいつも忙しく走り回っているものですから，どちらかというと後者のほうで，私が外から見ていて今こんな状況になっているから，こういうアプローチをもうちょっと考えたほうがいいのではないかしらとか，こういう薬物療法をしているけれども，どこを見てやっているのかなとか，そういうちょっと外から見ての応援ということでもっぱら忙しくやっていて，なかなかていねいな精神療法的な面での指導とか援助とかができていません。金曜会という伝統的な研究会があって，そういう場ではもちろん精神療法についてのアドバイスをやっているわけですけれども，他にしっかり研修するチャンスがなくて，そういう意味で本当

に下坂ゼミというのは得がたい時間を与えていただいたと思っています。

　私自身が精神療法を学んだ時ということで振り返ると、実はもうお亡くなりになられましたけれども、宮内勝先生が分裂病の精神療法の大家で、面接をテープにとってそれを宮内先生にスーパービジョンしていただいたのです。自己研修ということで下坂先生が先ほど言われたのですけれども、それも実はやっていました。自己研修で逐語的に面接を記録していって、それをあとで自分なりに振り返ってみるとか、要するに1つひとつの言葉というのが、どういう患者さんの状況から出てきているとか、それをどう受け止めているのか、それをどう返したのか。本当にもうさっきの大局的な見方と正反対の局所的で微分的なやりとりというのを大事にしていくという、そういう研修をしたのです。

　確かそのテープのスーパービジョンというのは全部で5ケースぐらい。1ケースが1年ぐらいということで長くやっていただいて、自分の財産になっているのですけれども、やはりそういう逐語的なやりとりをていねいに学ぶということが、精神療法の基本ということになると思っていて、だから下坂先生が最初に「精神療法というのは初級しかなくて、それを私は繰り返し教えました」というふうに言ってくださったのだけれど、本当にそのとおりではないかなと思っているのです。

　これは私の仄聞なので正確ではないかもしれませんけれども、アメリカのメニンガークリニックなどでも精神療法の基本を勉強する時に、患者さんのお話を聞いていて、後でそれを記載するということで、いかに歪みがなく相手のいろいろな動きや言葉や感情を受け止められたかというトレーニングをすると聞いたのです。そういうていねいなやりとりの練習というのがとても大事だと思うのです。だから下坂ゼミはまさにそういう場だったと思うのです。研修医の先生方がゼミにケースを出す時、まずそのケースをまとめるということで、逐語的にカルテをとりますし、そのカルテを整理するということでかなり自己研修のいい機会になって、その上に下坂先生という得がたいスーパーバイザーから、「こういう見方もあるかもしれない」とか、「こういう言い方もあったでしょうね」ということで、ていねいに3時間もかけて教えていただくという、本当に研修としてはすばらしい経験をさせていただいたと思っております。

　以上のことは私が研修を指導する立場ということで言ったのですけれども、実は個人的にも下坂ゼミを終わった後は、「ああ、また患者さんの面接をていねいに、手を抜かないでやらなくちゃいけないな」と、いつもそういう気持ちにさせられて、自分にとっても得

がたい経験だったのです。特に私自身は分裂病の精神療法ということでトレーニングを受けましたので，患者さんとポジティブな交流をしっかり維持していくことや，それから相手の病的な側面はそっと大事に置いておいて，いい面をどう拾い出して伸ばしていくかという，そういうトレーニングを受けてきました。下坂先生がこの前のゼミの時にも言われましたけれども，患者さんの悪いところ，患者さんのネガティブなところにしっかり入っていって，それを摑まえるということが大事だと繰り返し言っておられましたけど，そういう自分が受けた研修を補う視点というのをいつも提示していただいて，私自身も大変勉強させていただいたということを付け加えたいと思っております。

広瀬 どうもありがとうございました。

下坂 これは私の弱点ですけれども，すべて入院患者の症例なのですね。ですから入院環境は私のところへあまり生き生きと伝わってこないから，ちょうどコタツの中にネコが入っていて，上からこう手探りしているような感じがありました。そこらへんはおそらく池淵先生が病棟の中にいて，巨視的かつ微視的な立場でこの治療者が今どんなことをやっているのか，ちょっと見当外れではないかとか，そういうのがよく見えるのではないかと思うのですね。そこらへんのことは私にはちょっとよく分からないところがありますね。

広瀬 それでは次に内海先生。先生も前に病棟医長と研修医の指導の責任者もされたし，それから今池淵先生がおっしゃった金曜会を切刀先生と一緒に長い間主宰されて，内部での精神療法の研修を若い人にしてくださっているという体験が豊富なわけですから，そういったことを踏まえてお願いいたします。

患者の bad な部分から入る

内海 私は95年に帝京にお世話になって，その年に広瀬先生に下坂ゼミに出せと言われました。その時は絶対にやるものかと思いました。今さらこの歳になって，という気持ちでしたね。それに最初に出席した時，コメントを求められたのですが，たしか男性ヒステリーの症例だったと思いますが，よくわからないままに，精神病理学徒の悪癖から，少し観念的なことを申し上げたら，ソフトだった下坂先生が君子豹変して，ギュッとやりこめられたこともあって，余計に抵抗が強かったのです。ただ，池淵先生には「絶対断われないわよ，私なんかエレベーターの中で一緒になった時まで『下坂ゼミに出さないの』って言われたのよ」とか言われまして，結局私も広瀬先生の寝技を振りほどくことができませんでした。いよいよ免れられないと思ってからは，それなら下坂イズムの本質を盗

もうと，先生のセミナーや講演に2,3度足を運びました。今から思うと，結果的には良い経験だったと思います。

少し話が飛びますが，私には2人の恩師がおりまして，1人は土居健郎先生，もう1人は安永浩先生ですが，私にとってはそれぞれフロイトとクレペリンに対応しています。精神医学には2つの源流があって，この流れは今も脈々と続いていますが，交わりそうで交わらないという関係にあります。1つはクレペリンに代表される，精神病を対象にして，大規模病院の中で診療を行い，症状や病像を整理して，分類していくという立場ですね。もう1つはフロイトにはじまる精神分析の流れで，こちらは神経症を対象にして，都市部の診療所で診察を行うわけです。クレペリンの立場は，「私は見（診）る人，あなたは見（診）られる人」，という具合に，見る側と見られる側が固定されている関係ですね。フロイトの場合はたとえば教育分析があるとか，逆転移を問題にするとかに見られるように，見る側自身も問われるという立場になります。この2つは密接な関係がありそうで，それでいてなかなか相容れないところがあります。私も精神科医になって，いざどうしようかと思った時，目の前に安永先生がいらっしゃいましたし，分裂病の症例を診る機会が多かったこともあり，精神病理の方に進んだわけです。

もう1つ，私の選択の背景には，精神分析の方に行くには大きな決断を迫られるということがあったような気がします。つまり何か「入門」というようなことをしなければならない。遡ればフロイトに行きつくわけですが，ある人に帰依しなければならないという状況が実際にあるのだと思います。昨年，はじめて精神分析学会に行って，それはそれで興味深かったのですが，いろいろな分派があって，その中にリーダーというかボスザルのような人がいて，やはり1度はそこに入門しなければならないのだなという思いをあらたにしました。

ところで精神病理学との関わりで言うと，下坂先生には1987年の日光で開催された精神病理学会での伝説的なシンポジウムがありまして，私は残念ながら行かれなかったのですが，その時の先生のいわば「目から火が出る」ようなディベートについてはいろいろな方から噂を伺いました。今日もその記事を読み直してきたのですが，当時もてはやされていたブランケンブルグの『自明性の喪失』をまさにめった斬りにするという，ものすごい迫力が紙面から伝わってきました。そこでは結局は見る側にしか立たない精神病理学というものを痛烈に批判されていたのだと思います。

ただ，私は精神病理学というのは，単に見るだけにとどまるものではなく

て，たとえば精神病に対してこちらがコンテインする容器を大きくするという役割があるのだろうと思います。私が自分の分裂病論を作り上げる中で，参考にしたのは安永先生，中井先生，セシュエー，フロム＝ライヒマンなどわずかですが，こういう人たちの著書は，私が分裂病をコンテインする容器，ちょっと大袈裟に言えば度量を大きくしてくれたのではないかと思います。それによって分裂病の人が何を言ったりしたりしても，大概のことなら自分はそれを何とか受け止めることができるだろうという自信が与えられたような気がします。

ただ，帝京に来てから最初にびっくりしたのは，疾病構造が全然違うのです。それまでわたしは分裂病と単極型うつ病と神経症の３つでほとんどすべてを占めるような場で治療をしていたのですが，境界例，摂食障害，bipolar spectrum，それから解離，こういった症例が次々に目の前に現れるわけですね。そこでまず一生懸命勉強したのが広瀬先生やAkiskalの気分障害論で，それでbipolar spectrumから一部の境界例まではメディカルな立場で何とかできるように思いました。ただ，やはり下坂ゼミで学んで良かったと思うのは，はじめて本格的に精神療法というものに接して，自分の幅を広げることができたことではないでしょうか。素直に学ぼうと思ったことの１つの大きな要因は，下坂先生にはあまり理論的な偏りというものがないということです。実際，私は下坂先生が何流なのか，何派なのか，いまだによくわからないのです。おそらく最初はどこかに入門されて始められたと思いますが，たとえば今日いただいた文献を見てもわかるように，下坂先生が参照する分析家はほとんどフロイトだけなんですね。こういう偏りのないスタンスが，ひとつ下坂先生から学んでみよう，教わろう，と思うことにつながったのだと思います。

幸いなことは，私には池淵先生のようにきちっとした型もなければ，きちっとした精神療法のトレーニングも受けてこなかったことでしょうか。先ほど下坂先生は無心ということをおっしゃいましたが，私はいつもゼロからやり直しになってしまう一種の認知障害があって，それに加齢による健忘が加わってきて，最近はどちらなのかよくわからなくなってきたのですが，ニーチェをもじって私はそれを能動的健忘症と呼んでいるのです。下坂先生は分析家でありながら，症状や現象をありのままにとらえる，現象学ではなく現象論とおっしゃられていますが，そうした点に強く共感をおぼえます。共感をおぼえると言えば，先生の一匹狼的なところも好きでして，自分もそのつもりでやってきているのですが，到底先生には及ばないと思います。

あとは，先ほども安藤先生も池淵先生も指摘していましたが，特に安藤先生はまだ1年目なのに大したものだと思うのですが，患者の bad な部分を大切にするというか，bad な部分から入っていきなさいということですね。これは私が下坂ゼミで教わったもっとも大切なことで，今は過食の人が来ても，多少境界例心性がある人が来ても，それほどたじろがなくなったように思います。考えてみれば，本来精神科医というものは，患者の異常なところに職業人としての関心を持ち，それを理解しよう，受け止めようとするはずのものなのですが，ついつい忘れがちになります。ゼミの最終回で私が質問した際に，「bad な部分から入る」という至言をいただいて本当に良かったと思います。

あとは付けたしですが，最近気分障害と境界例の関係を考えているのですが，従来のクレペリン方式の見方というのは，やはり病気の中の真理を取り逃がしてしまうのではないかと思います。真理は実は悪の中にあるのではないか。メランコリー型のような何か折り目正しいものの中には，関係が上滑りになって，真理が出てこないのだけど，bipolar spectrum のようなこちらがちょっと困るなと思うような事例の中にこそ真実が見えてくるのではないかと思います。

下坂 クレペリンに点が辛かったような感じがするのですが，どうなのですか。クレペリンの行き届いた記述ですね。これは心理療法には役立つと思うのですが，どうですか。いかがですか，先生のご意見は。

クレペリン的視点の良さ

内海 ええ。私が言っているクレペリンというのは，いわゆるクレペリン主義のことで，たとえばデカルトと言った時にデカルト自身ではなく，デカルト派を指すようなものですね。クレペリン自身はとてもこまやかな観察をする人で，それに加えて患者にどういう食事をさせたら良いか，どんな服を着せたら良いか，あるいは温泉浴をしてみたらどうか，というところまで気を配っていたようです。けっして，反精神医学が攻撃しているような，患者を対象として切り離し，ラベルを貼って，分類するというだけの人ではなく，実像はかなり違うのだろうと私は思っています。

下坂 ちょっと心理療法の検討と離れるかもしれませんが，私はクレペリンの躁うつ病論を読んで非常に新鮮な印象を受けたのですね。あれは私が読んだ中では一番いい躁うつ病論ではないかと思っているのですね。クレペリンを読んでから，さまざまな病態を躁うつ病圏のものではないかと一応疑ってみる見方を得たように思います。そんな次第で私はいろいろな病気を見る場

合に，いろいろな視点に立って見ることが必要だと思うのですね。これは紛れもなく分裂病だとか，これは紛れもなく躁うつ病だとか，1つの固定的な視点に立つことがあるのだけれども，クレペリンは非常に包括的なものの見方ができる人ですから，ちょっとクレペリンだったらどう見るかなというふうにして，例えば躁うつ病として見てみるとかそれからこれを何とかとして見てみるとかいろいろな視点に立つ場合に，クレペリン的視点というものが私は役に立つと思っています。それから先生が申されたフロイトしか出てこないというのは，フロイトしか勉強していないということですね（笑）。東大精神科ではかつて「ヤスパースかフロイトか」といった討論を真剣にしたそうですが，「クレペリンもフロイトも」という考えが実用的なのではないでしょうか。

広瀬 内海先生は下坂先生に対して，当初葛藤を抱いていたと思いますが，それをうまく昇華しましたね。発表の前にわざわざ大阪まで行って下坂先生のお話を聞いたり，涙ぐましい努力をされている。やはり大物は違うなと感じました。

次は切刀先生。切刀先生は生物学的精神医学の第一線のスターだと思われているわけで，実際にそうですけれども，でも精神分析的な個人スーパービジョンを受けた人は切刀先生だけではないかと思うのですね。その上に切刀先生は土居ゼミにケースを出して，グループスーパービジョンを受けた経験もおありです。最近でもさっき申し上げたように金曜会で内海先生と一緒に直接指導にあたっておられますし，そういう意味でいろいろな視野や視点をお持ちなのですね。若い方はそれを知らない人もいるのではないかと思われますので，あえてご紹介しました。では先生，よろしくお願いします。

精神療法の研究は自分に合ったものを突き詰める

切刀 精神療法の研修について言いますと，先ほど下坂先生がおっしゃいましたように，何か1つ自分に合ったものに則してじっくりやるのが良いと思います。インプリンティングと言いますか，たまたま入った研修の場でやられていた技法でもいいと思います。それを突き詰めて，ある程度逐語的に細かい言葉遣いまで研修の間にやるべきなのではないかなと思います。

私の場合は幸運なことに，気鋭の精神分析家と言われるようになられた藤山直樹先生がたまたまオーベンでしたが，スーパービジョンなしに治療をさせてもらえなかったということがあります。つまり，勝手に好きなことを患者に向かって言ってはいけないのであって，スーパーバイズされたものでないといけないということです。藤山先

生はオーベンの義務として週1回私を拘束して，私の病理的な部分を突きつけるというようなことも含めて2年間くらい指導して下さいました。その後，土居先生門下の吉松和哉先生と石川義博先生にスーパービジョンを計4年間受けさせていただきました。かなり逐語的に言葉遣いまで厳しく指導された先生もいるし，そうでなくわりとゆるやかに教えてくださった先生もいらっしゃいました。

スーパービジョンだけではなく，小此木啓吾先生が主宰されていた精神分析セミナーという講義も受けに行きました。これは毎週1回2年間，2時間ずつのコースで大変勉強になりました。本を読んだり，講義やスーパービジョンを受けることがどうしても精神科の面接技術の研修では必要なのではないかと思います。

帝京の医局の場合，池淵先生の生活臨床的な面接が好きであれば指導をお願いすれば良いし，精神病理学が好きであれば内海先生にスーパーバイズしていただくこともできるのではないかと思いますけれども，そういうふうに何か自分に合ったものを突き詰めていくということをやった方がいいのではないかと思います。

研修の中で下坂ゼミの位置付けというのは，私が受けた土居ゼミもそうですけれども，ちょっとショック療法的な面があります。グループ・スーパービジョンですので，自分のおかしなところが皆の前に披露されてしまうという，本来のスーパービジョンとちょっと違う面がありますから，少しきついわけなのです。だから，それだけではなくて，1対1で個室で，誰にも聞かれないでスーパービジョンを受ける必要があるのではないでしょうか。下坂ゼミとか土居ゼミは，下坂先生とか土居先生が相手をしてくださるというだけで非常にありがたく感じてしまうのですけれども，その1つひとつの言葉が段々分かってくるようになることを目標にするというような感じだと思うのです。私は今でもあまりよく分からないことも多いのですが，そういう意味ではないかなと思います。それと，ゼミに用いるレジメを作るために自分の面接記録を紙に書き出して振り返るという経験は非常に良い経験になるので，それ自体ももちろん研修になると思います。

大上段なことを言いますと，日本の精神科の卒後研修というのはあまりきちんとしたものが決まっていないということが大きな構造的な欠陥としてあると思います。1つは精神科だけは今まで認定医というものがなかったし，面接技術の教育方針に対して皆で考える機会はあまりなかったような感じがします。そういうこともこれからの時代には必要なのではないかという気がします。これはちょっと余談ですけれ

ども，医学部学生の医療面接の技術試験で使う客観的採点法というのを先日やったのですが，最初に挨拶をすると1点とか，まずopen questionをすると1点とか，最後に「言い忘れたことはありませんか」と聞いたら1点とか，そういう採点方法で，あまりにもマニュアル的になってしまうのも良くはないとは思うのですが……。本当の意味での面接技術の向上を促す構造というのが，今後やはり認定医制などと絡んでできてくるといいなという気がしています。もちろん，精神療法のすべての流派をやるわけにはいかないですから，1つのものをある程度深くやるということが実現するようなシステムというか，そういうものが構造として必要ではないかと思います。

広瀬　どうもありがとうございました。

心理療法と薬物療法を一体に考えることが必要

下坂　切刀先生のご意見を聞いて，大変役に立つというかわが意を得たという感じがすることが多かった。切刀先生の並々ならぬ精神分析のトレーニングが基礎にあったのだなということは今，分かったのですが，ただ分析学会で聞くようなちょっと観念的あるいは1つの学派の方という話ではなくて，切刀先生は消化された身に付けた力動的な見方というか精神分析的な見方をなさっている。それはやはり先生が個人スーパービジョンなど，いろいろ勉強なさったことの成果なのでしょうけれども，それをこなしていらっしゃるわけですね。理論をこなす方とこなさない方というのがあってこれまた研修の大きな問題で，ナマの理論を振りかざしているだけで治すのは下手だという人も精神療法の指導者の中にいますから，そのあたりにも問題点がありますね。

目下の精神医学教育の現実を考えてみると，型どおりの精神療法の研修というのは案外難しいのではないかというふうに私は思っているのですね。精神療法の入口というのはいろいろあって，例えば精神薬理と言いますか，薬の出し方・匙加減と言いますか，そのへんを中心にして徹底的に皆で考えていくという，そこから心理療法に入っていけるということが私はあると思うのですね。今後は心理療法と薬物療法を分離して考えるのではだめで，この患者にどういう薬を出して，患者がどういう違和感を持った時にどうしようか，患者が眠らせてくれと言った時に思い切って十分眠らせてしまうかとか，家族が薬物をどう受け取っているかなど，そのへんはやはり心理療法的な配慮が必要なので，だから薬物を出す中に心理療法が入れ込まれる。それから心理療法をやる場合にも，薬物の問題を常に入れ込んで考えると。そういうふうに心理療法も薬物療法も一体にし

てものを考えていくというアプローチが，目下は生物学的な研究がどこの大学も主流ですが，そこの中で心理療法的なマインドを育てていく道として，薬の出し方や薬を患者がどう受け止めるかというようなことを徹底的に考える道が1つあるのじゃないかなと私は今考えています。

広瀬　それではもう1時間経ったのですが，このへんでフロアーの方で何かご発言があればお受けしますが，いかがでしょう。

精神療法には
看護の意見が不可欠

下坂　ちょっといいですか。もう1つ。最初私がこのゼミにお世話になった時と，最近になってちょっと残念だな，少し退歩したなと思うのは，看護が参加しなくなったことですね。看護の意見が私には非常に役に立ったことがあるのですが，これはでも病院のシステムがあるかもしれなくて，看護があまりローテイトしないで，ベテランが残っている。こういう事情であると，看護の発言というのがもっと医療と言いますか精神療法でもいいのだけれども，そういうことに役立つかなと思っています。大学の精神医学においては看護を入れ込んだ治療ですね。心理療法も看護とともに考えていくということが，私は大事ではないかなというふうに思っています。

広瀬　確かに残念なことですけれど，いろいろ看護婦さんの状況の変化があろうかと思うのですけれども，どうでしょうか。何かご発言はありませんか。

下坂　ずいぶんたくさんの方のケースを聞いたのですが，批判というか，そのようなものがあるといいですね。物足りなさとか，そんなこと言われても困るよなどというものがあるといいですね。私の意見の何か欠点というかマイナスの面というか，私の意見を採用したから変になってしまったとか（笑），患者が変になったとか自分が変になったとか，そういうのを聞かせていただくとありがたいですね。

広瀬　どうでしょうか。

下坂　勇気を持って言ってください。

広瀬　島田巌先生なんかどうですか。

島田　先生のゼミを聞いていていつも思うのは，なかなか私たち若い医師だと境界例や摂食障害などと出会うと，かなり陰性感情などいろいろな気持ちが出てきて，冷静に診察できなくなります。それをいろいろな理論を聞いて，自分たちを安心させて診察しているところがあります。だから下坂先生はメンタル的に強い先生だなというイメージがあるのですね。その点について先生としてのそういう苦い経験や，どうやって強いメンタル的なものを作ったのかなど伺えたらと思います（笑）。

下坂　他の人にも強いということを言われたことがあるのですけれども，と

にかく臨床は好きなのですね。臨床が好きなのと難しい患者が好きという変なところがあって、私が摂食障害のケースをまとめたのはずいぶん昔のことです。あの頃、みんな摂食障害を嫌がっていたのですよ。嫌がる患者さんを何とか軌道に乗せることに喜びがあったのかな。サディスティックだったのかな。よく分かりませんが（笑）。ただそんなに気持ちは強くはなくて、開業して1対1面接で境界例の大軍に接した時には本当に参りましたね。伝染してしまって自分が境界例になってしまって、抗うつ剤なんかも飲みましたし大変でした。家族面接を入れてから楽になりましたね。家族に下駄を預けて、家族が本人を支えていくと。本人を支える術を家族と考えると。家族に下駄を預けてこっちは高みの見物ということで、ずいぶん楽になりましたね。私は弱い人間なのだけれども、とにかく長い間やっていましたから粘りだけはありますから、一見強く見えるのではないかと思いますけれども（笑）。

広瀬　どうですか。他にありますか。

柏田　いろいろ勉強させていただきまして、ありがとうございました。私は土居先生の会にも参加していたので、そういう話でもよろしいでしょうか。

広瀬　比較でどうぞ。比較でいいです。

柏田　「比較」と言うと、おこがましいのですが、私の感想では土居先生のは男性的であったと思います。スーパーバイジーに対して厳しいことを遠慮なく話されておられました。聴衆の私は土居先生に同一化して、自分のサディスティックな気持ちをそこに投影して、なにか面白いと感じていました。先生のは女性的というのはちょっと違うのですが、とても、優しい。私は昔にどこかの学会で先生のお話をお聞きした時、非常に厳しい方だという印象を持ちました。だから、衣の下に鎧がチラリではないですが、その鎧をその後も絶えず感じてしまうので、この会では先生は結構無理をされて、初心者だから少し優しくしましょうというお気持ちが働いているように、つまり反動形成をされているのかなというふうな感じで、大変失礼な言い方ですが、ちょっと面白くない、物足りないと感じておりました。しかし、それは支持的であるし、初心者を傷つけないようにするためになされていたのだと思います。聞いている側からすれば、土居先生の方が面白いでしょうが、指導を受ける側からいえば、先生の方が良いのではと、何か評論家みたいに感じておりました。

あと、先生の厳しさというのは逞しいという意味を含めて言っているつもりです。精神療法というのはセンスというか、その人の持ち前の「体力」みたいなものがかなり大きいと私は思います。だから、例えが良くないのですが、喧嘩では腕力のあるものは技も何

も知らなくても負けないのと同じで、センスや「体力」のある人はいろいろな患者さんを診てもそれなりにやれるのだと思います。先生はやはりその力が大きくて、それがどこから来たのかということを、この前内海先生が質問されたように、私もかねがね考えておりました。そして、先生でも大変な時があり、抗うつ剤をお飲みになったこともあると伺って、ちょっとホッとするところがありました。しかし、今述べたこととは矛盾するようですが、「体力」だけでは無理であるとも、他方では思います。我々は1対1で患者さんと向き合っているのですが、それは見かけだけのことです。患者さんの病理はその個人からのみ発するのではなく、いわば家族や社会といった多数の人間関係の歪みを含んで現れます。だから、それに治療者個人の「体力」で対しては、ものすごい「体力」の人ならばともかく、普通は疲れ果ててしまいます。そうならない道具として精神病理学やフロイトの理論があるのだと思います。学問は集団の力です。つまり見かけは1対1ですが、本当は多数対多数なのです。学問以外にチーム医療や症例検討会といったものも多数の力のひとつであると考えます。「正対」という意味がどのようなものか知りませんが、こういったことはそれに関連するのでしょうか。

初心者を潰してはいけない

下坂 前は私は大変厳しい人間だなというのをどこかでチラッとご覧になったと。ここではソフトなので、相手が初心者なので手心を加えていて反動形成しているところはないか。ただ衣の下に鎧はあるよねと。それはあると思います。しかし反動形成ではなくて、初心者を潰してはいけないと私はいつも思っていますね。厳しいコメントを受けて実際に潰されてしまう人もいるのです。それを私は見聞していますから。ところで故井村恒郎先生に、インターン時代に精神医学の手ほどきを受けたことがあります。先生は精神科にはいろいろな方がいるのだと。共感能力の乏しい方もいると。だけどそれだからといって悲観することはないので、そういう方はベーシックな研究をすればいいのだと、こういうふうにはっきり日本大学を退職される時におっしゃっているのですね。先生は私の最も尊敬する先生の1人ではあるけれども、私はその意見に対しては賛成ではないのです。万人ができるというふうに私は思っているのです。君は心理療法に向かないとか向くとかということを言うべきではないし、そういう考え方自体が私はおかしいと思うのですね。どの程度向くかということはあるかもしれませんが、心理療法がまったくできないなんていうことは、人間関係を結

んでいるわけですから有り得ないと思いますね。心理療法の能力を潰さないということで，指導者がこの方は心理療法に向かないという時は，やはり自分なりの固い基準を持っているものだから，そういうことになってしまうのだと私は思うのですね。若い時はそう思わなかったのかもしれません。ここで少なくとも十何年間ですか，皆さんと勉強するような時は，誰でも心理療法はできると，こういう考え方ができたと思うのですね。しかし，言いたいことは言ったと思います。ただ土居先生のようにスカッとはしないから，あまり面白くないというところはあると思いますね。それからあと先生がおっしゃったのは何でしたっけね。

柏田　1対1ではないと。

尊敬する他者が心に棲みついていること

下坂　それはそうですね。おっしゃるとおりで，現実には多数対多数だということで，患者・家族の「多数」のことは除外視しますが，自分の中にいろいろなものも棲みついていますから，だから私の中にはやはりフロイトが棲みついているでしょうね。フロイトが棲みついていて，最近は自己開示だの何だの言って，自分のプライベートなことを話すとか，そういうことも流行っているようですが，私はそれをしないのですね。そして家族面談が主でありながら，かなり忠実なフロイト主義者で，自分のことにはベールを掛けながらやっていくということで我が身を守っていますね。

それからもう1つ。やはり自分が長い間心理療法を続けている上で最近の大きな味方になっているのは，道元の徹底した思索ですね。これはフロイトを上回ると私は思っております。そういうものがやはり棲みついているわけですよね。だから切刀先生の話とも関係するのだけれども，何か尊敬する他者が心の中に棲みついていないと，長い間この稼業をやっていくことは難しいと私は思っていますね。

池淵　スーパーバイザーとしてのあり方ということで私，感じていたことがあるのですけれども，いいですか。私は優しいということではなくて，下坂先生のスーパーバイザーの姿勢というのは精神療法的と思っているのです。言っている意味はどういうことかというと，相手の人の腕がいいとか悪いとか，その接し方がいいとか悪いとかということではなく，お話を伺っていると，実際面接をしている人がどういう気持ちでそういうことを言われたか。あっ，そういうことなんだね，ああ，まあでもそういう考え方もありますねと，まさに普段の精神療法の実践というものをスーパーバイズの場でもやってくださっていたとの印象を持っています。だから優しいというのとは違う

のかなと思うのですけれども。

広瀬　ではそろそろ終わりにしたいと思いますが，はい，どうぞ。

研修時に大切なのは聞く耳を持つこと

南光　今日は池淵先生とか内海先生，切刀先生のこういう研修とか精神療法に対する考え方を初めて聞かせてもらって，非常に面白かったですね。その中で共通して言えることは，やはり医者になった時にどういう先生にめぐり会えたかということかなと思うのですね。池淵先生は宮内先生，内海先生は安永先生，切刀先生は藤山先生と，医者になった最初の時期にそれが一番大事だなと思うのは，これは動物行動学で言うとインプリンティング——刷り込み現象です。私も自分がどういう研修を受けたか考えるのですが，精神療法の多分あの時代の最高峰にいた安永浩先生と中井久夫先生と飯田眞先生という3人の大御所のいらっしゃる東大分院に第1期生として入局して，非常に面白かった。そこでやっていただいた臨床研修というのは自由だったのですね。ああしろこうしろ，ああするなこうするなということは，ほとんどなかった。中井先生がおっしゃったのは，医者が患者とキスをした時とか，医者が患者を殴った時とかよほどとんでもないことでもないかぎり，口を出さないという非常に自由な所であった。

ところがいつも月曜日に1時から4時までカンファランスで病棟の患者は7〜8人しかいないのですが，その7〜8人を3時間かけてずっとやっていくのですね。1週間にどういうことがあったかということを非常に綿密に詳しく話を聞かせてもらったので，1回，1回が土居ゼミや下坂先生のゼミを聞いているようなものだったのではないかなと。実際，安永先生が科長でしたが，土居先生は最初から参加しておられてアドバイスされていました。私はやはり自分が納得しないと嫌だというので，人から干渉されたりああしろこうしろと言われるのが非常に嫌だったのですが，その時に大事なのは，やはりそういうふうにアドバイスしてくれた人がどういう意味で言ったかということを考える，そういうことが大事なのではないかと。研修医の人，研修の時に大事なのは，聞く耳を持つということじゃないかな。聞いてもその通り従わなくてもいいけれど，何でそんなことを言ったかということをいつも考えることが大事なのではないかな。非常に自由な中で自分なりにやらせてもらいました。これは臨床教育にたずさわるようになってから思ったことですが，自主性にまかせるというのは一方では放任ということになってしまうし，手取り足取り細かく指導する，いわゆる「スプーンフィーディング」は一方では干渉ということになるのですね。

干渉と放任との間でどういうふうに人を指導するかというのは，常に私は難しい問題ではないかなと思っているのです。さて，下坂先生のゼミには，私はどうもここからちょっと批判なので，後でテープ起こしをする時は消したいのですけれども。

広瀬 いえいえ，テープは消さないようにしましょう。

南光 やはり優しすぎるというのか，優しいから時間が長かったのじゃないかと思うのですが，土居先生と比べると，土居先生はやはりポイントを突いて厳しくとっちめているという印象があって，皆さんたじたじとなったのだけれども，ポイントがはっきりとしてどこが問題なのだということを明らかにしているような気がしたのですね。その点がちょっと私には感じられなかったという，自分の力のなさだったのかもしれないのですが，そういう所があったように思うのです。今日のお話を聞いていて，皆さん，研修というのは最初に会った人がどんなに大事かということで，今1年目，2年目，ここにいる人，10年間下坂先生の所で育ったわけですから，本当に良かったなと思っています。

境界例にはストーリーを作らない，作らせない工夫も必要

下坂 土居先生は，私の記憶違いでなければ先生の流儀は「切る」ことであると言われたことがあると思います。実際，一刀両断といった表現も使われる。土居先生のスーパービジョンを1, 2度見たことがあります。ここが勝負どころとか言われたようにも記憶しています。土居先生は，『方法としての面接』の中で，「患者の話をあたかもストーリーを読むごとく，聞かねばならぬ」と述べていますね。これを私はあまりしていないのです。それは，対象がほとんど境界例で家族面接で対処できるようになったからです。つまりどこまでも歴史的に見る見方から距離を置くようになった。頭が切れて胆の座った雄弁家の土居先生のスーパービジョンに比べて私のは面白くないのは当然ですが，ストーリーを読むことに私が力を注がないのも私の話がつまらない一因ではないでしょうか。古典神経症水準の人ならストーリーを読むことは大切でしょう。しかし境界例の場合，彼らの話のみからストーリーを作ることは危険です。彼らの対人認知の歪みは大きく，あまりにも身勝手であるからです。極論すれば逆説的にうつるかもしれませんが，ストーリーを作らない，作らせない工夫がしばしば治療的であるとも言える。むしろ彼らの一語一句を吟味する，できるだけ文法に則った話にしてもらう。患者・家族も治療者も「である」の世界から「かもしれない」の世界に移っていくこと。話は必ず戯曲仕立とし，私小説風であ

ってはならない。まあこんなことが重要であると思っています。ストーリーを読めば山場がやってくる。そこでは勝負するという考えも出てきましょう。私の場合，1つひとつの面接で言わば小さな結び目を1つ作る。それが患者・家族ならびに治療者の共通の体験となれば良い。それを積み重ねていって大した山場はないけれども，良くなっていくと，それが私の好みです。

広瀬 それではそろそろ終わりたいと思いますが，私も土居ゼミを若い頃からずっと受けてきたわけですけれども，土居ゼミを聞いていると，ケースが非常によく分かるようになるというのは一番大きなメリットではないかと思うのですね。ただ，そこで問題になった「これがいい，あれが悪い」ということに従って自分の患者さんに戻ってそれを当てはめようとすると必ずしもうまくいかないことがあります。ケースを理解するということはまず第1に必要ですが，精神療法的なコツを身に付けるには，本当に長い間の習練が必要だと思うわけですね。そしてそれはなかなかうまく言語化できない。いろいろな本もあるしコツも書かれているわけですけれども，読んだからといって，それですぐうまくなるわけでもない。そういうことで下坂先生がおっしゃる，あまり切れ味が良くなく接するというのは一面の真理を突いているのではないかと思っております。それでは時間ですので，どうも長い間ありがとうございました。

あとがき

　この書は，広瀬徹也名誉教授をはじめとする帝京大学医学部精神神経科学教室の方々が終始努力されて出来上がったものである。下坂の発言の取捨選択も，教室の方々の御判断にまかせて成立した。したがって私の方は，受身のままに楽をさせていただいているうちに仕上がった本である。

　長年にわたって同大学の附属病院に入院した精神科の症例のスーパーヴィジョンに携ってきたのだが，提出される症例で軽症と思われるものがまずないことが驚きであった。これは，たとい扱いにくそうなケースであっても，入院が必要とみたら躊躇することなく入院させるという誠実な方針を教室がとられていたからに相違ない。ここに収載されたケースもそのような重症例である。

　症例の経過は，主として逐語録の形をとって記述されており，治療者の発言は，ゴチック活字で強調されている。これは，本書にみられる症例報告の一特色といってよいであろう。逐語録的な症例報告は，読者にもどかしい思いをときに抱かせることもあるであろうが，治療現場の状況を出来るだけ再現するにはやはりよい方法で，治療者が自分の発言を確認して，あとから吟味するためには欠かすことはできない。

　統合失調症だの脳の器質性精神障害だのを除外すれば，近頃の患者，とくに若い患者たちは，おおむね他罰的で自己内省能力に乏しい点において共通している者が少なくない。また自己認知ならびに他者認知について一方向的で狭いさまざまな歪みをも持っている。入院した彼らは，こうした素地に基づいて早晩主治医には難題をもち出し，入院生活の中では問題行動を起こしてくるものが多い。このような患者たちに，教室に入ってからまだ日の浅い

精神科医が取り組んでゆくのは難儀なことである。本書に収載された症例は，ほとんどがそのようなものである。治療チームの後楯の存在を無視することはできないけれども，どの若手の治療者も治療上の難関を乗り越えて，患者に軽快をもたらしている。

　症例検討にさいしては，私は以下のようなことを重視していたと思う。

　1.　患者のそのつどごとの言動の内実を可能なかぎり正確に把握すること。そのためにはときには立ち停って，患者に発言の内実について説明してもらう必要がある。それは，半解りのままで治療が進められてしまう危険を予防することになるし，患者の自己認識をごくわずかだが深めることにもなる。これはあらゆる精神療法の出発点になることだが，現実にはゆるがせにされていることが少なくない。

　2.　患者の発言と治療者の発言とは，あたかも電車が連結器に連げられているかのごとく，密接していることが望ましい。もちろん治療者からは患者とは異なる見方が提示されることがなければ，治療は成立しない。その場合でも，患者のそれまでの発言との連続性を考慮しながらなされるのが無難であろう。

　3.　可能なかぎり家族面接を実施することを奨励した。家族面接を通して患者と家族双方の対人交流の様相を新鮮な形でそのままに把握することが可能となるし，この面接が洗練されればそれ自体すぐれて治療的なものとなる。たといそこまでいかなくとも家族も治療者に親しく接することによって安心を得ることが少なくないであろう。治療者も家族を見知り退院後の患者の面倒をみなければならない家族の庇護機能を高めることが可能になる機縁に出会えることになる。

　4.　生活史上，注意するべき点ならびに患者と治療者との間の感情関係の推移は取り上げることはしたけれども，そこにことさらに重点を置くことはしなかった。入院後の患者と治療者との対話を細く追いながら，治療者の見方の変遷のみならず，治療スタッフならびに家族の視点をも取り上げ，これらの視点を束ねて患者の在り様を浮き彫りにすることに心掛けた。また治療者にとっては，病棟管理上はなはだ困る患者の問題行動の中にも回復の契機

となるポジティブな要素は含まれている。この要素への目配りを大切にした。治療者がこれらの問題行動に取り組んで適切に対処したのちに、患者の振舞は、しだいに本格的に落ち着いたものとなってくるのは、このことを間接的に証明しているということができる。

5. 薬物療法ならびに病棟管理の在り方については、私は終始学ぶことが多かった。

これを要するに、私の立場は、患者と治療者あるいは家族と治療者の会話の様相を細く追いながら、それぞれの局面でどのような治療言語を用いるのがよいかという当然のことを考えたものである。精神療法にはさまざまな流派があるけれども、今日の多くの患者たちにはそのままでは適用できないといった状況が生まれている。症例提供者も私もおのずから学派以前的な精神療法を目指したという点では一致している。狩野力八郎氏は、この種のアプローチを非特異的な治療と名づけているが、今日においては、精神療法の導入には不可欠なものであり、いろいろな学派に対して引け目を感じる必要は少しもないと考える。

本書が、治療に骨が折れるさまざまな入院患者を相手にしておられる精神科医や看護師さらには臨床心理士といった方々の日々の臨床に役立つものとなることを祈念している。

下 坂 幸 三

執筆者一覧

広瀬　徹也
　（財）神経研究所・晴和病院

下坂　幸三
　下坂クリニック

石田　杉子
　帝京大学医学部精神科学教室

鈴木（柴田）ゆい
　いわき病院

赤羽　晃寿
　帝京大学医学部精神科学教室

吉井（成田）薫
　吉井川病院

安藤　義将
　帝京大学医学部精神科学教室

池淵　恵美
　帝京大学医学部精神科学教室

内海　健
　帝京大学医学部精神科学教室

切刀　浩
　国立精神・神経センター神経研究所疾病研究第三部

柏田　勉
　向ヶ丘メンタルクリニック

島田　巌
　帝京大学医学部精神科学教室

南光進一郎
　帝京大学医学部精神科学教室

広瀬　徹也（ひろせ　てつや）

1937年　大分県に生まれる
1961年　東京大学医学部卒業
1968年　日米科学協力事業麻薬中毒研究班より6カ月間ニューヨークに派遣され，主としてマンハッタン州立病院で麻薬中毒の研究に従事
1976年　帝京大学医学部精神科助教授
1987年　帝京大学医学部精神科教授
2002年　（財）神経研究所・晴和病院院長，帝京大学名誉教授

[主要著訳書]
「抑うつ症候群」（金剛出版），「うつ病」（編著，同朋舎出版），「うつ病」（共著，診療新社），「今日の精神科治療指針」（共編著，星和書店），「テキスト精神医学」（共編著，南山堂），「気分障害」（共編著，中山書店），「専門医をめざす人の精神医学」（共編著，医学書院），他

下坂　幸三（しもさか　こうぞう）

1929年　東京に生まれる
1950年　私立順天堂医学専門学校卒業
1952～73年　順天堂大学医学部精神医学教室に勤務。助手，講師，助教授を歴任
1973年　東京新宿区にて下坂クリニックを開設，現在に至る

[主要著訳書]
「アノレクシア・ネルヴォーザ論考」，「精神療法の条件」，「心理療法の常識」，「摂食障害治療のこつ」（以上，金剛出版），「拒食と過食の心理―治療者のまなざし」（岩波書店），「オイゲン・ブロイラー著：早発性痴呆または精神分裂病群」（共訳，医学書院），「フロイト著：精神分析入門」（共訳，新潮社），「アーブラハム論文集」（共訳，岩崎学術出版社），他

精神療法の実践的学習―下坂幸三のグループスーパービジョン―
2004年11月9日　初版第1刷発行

編　者　広瀬　徹也
発行者　石澤　雄司
発行所　㈱星和書店
　　　　東京都杉並区上高井戸1-2-5　〒168-0074
　　　　電話　03(3329)0031（営業部）／(3329)0033（編集部）
　　　　FAX　03(5374)7186

ⓒ2004　星和書店　　　　Printed in Japan　　　　ISBN4-7911-0559-1

自然流 精神療法のすすめ
精神療法、カウンセリングをめざす人のために

岡野憲一郎 著

四六判
300p
2,500円

失敗から学ぶ心理臨床
心理臨床家による他に類をみない事例集

丹治光浩 著

四六判
320p
2,400円

ありがちな心理療法の失敗例101
もしかして逆転移？

R.C.ロバーティエロ 他著
霜山徳爾 監訳

四六判
376p
3,340円

卓越した心理療法家のための参考書
星の王子さまと野菜人格

G.C.エレンボーゲン 著
篠木満 訳

四六判
上製
328p
2,400円

臨床心理学の探求
論文集　道程

秋谷たつ子 著

A5判
上製
224p
3,800円

発行：星和書店　http://www.seiwa-pb.co.jp　価格は本体(税別)です

無意識を活かす
現代心理療法の実践と展開
メタファー／リソース／トランス

吉本雄史、
中野善行 編

A5判
324p
3,600円

月光のプリズム
〈心理療法からみた心の諸相〉

石坂好樹 著

A5判
上製
236p
3,800円

スキゾフレニア論考
病理と回復へのまなざし

内海健 著

A5判
上製
212p
3,800円

逆説と対抗逆説
肯定的意味づけ他独創的な理論を提唱

パラツォーリ 他著
鈴木浩二 監訳

A5判
224p
3,680円

ハコミセラピー
カウンセリングの基礎から上級まで

ロン・クルツ 著
高尾、岡、高野 訳

A5判
340p
3,800円

発行：星和書店　http://www.seiwa-pb.co.jp　価格は本体（税別）です

境界性人格障害＝BPD
はれものにさわるような毎日をすごしている方々へ

メイソン、クリーガー 著
荒井秀樹、野村祐子、束原美和子 訳
A5判 352p 2,800円

青年期境界例の精神療法
その治療効果と時間的経過

J.F.マスターソン 著
作田勉 他訳
A5判 368p 3,800円

パーソナリティ障害の精神療法
マスターソン、トルピン、シフネオスの激論

J.F.マスターソン 他著
成田善弘、村瀬聡美 訳
A5判 296p 4,600円

逆転移と精神療法の技法
成人境界例治療の教育セミナー

J.F.マスターソン 著
成田善弘 訳
A5判 484p 5,800円

自己愛と境界例
発達理論に基づく統合的アプローチ

J.F.マスターソン 著
富山幸祐、尾崎新 訳
A5判 304p 4,660円

発行：星和書店　http://www.seiwa-pb.co.jp　価格は本体（税別）です

認知療法実践ガイド・基礎から応用まで
ジュディス・ベックの認知療法テキスト

ジュディス・S・ベック 著
伊藤、藤澤、神村 編

A5判
450p
3,900円

認知療法・西から東へ

井上和臣 編・著

A5判
上製
400p
3,800円

認知行動療法の科学と実践
ＥＢＭ時代の新しい精神療法

Clark & Fairburn 編
伊豫雅臣 監訳

A5判
296p
3,300円

認知療法ケースブック
こころの臨床a・la・carte 第22巻増刊号［2］

井上和臣 編

B5判
196p
3,800円

認知療法入門
フリーマン氏による治療者向けの臨床的入門書

A.フリーマン 著
遊佐安一郎 監訳

A5判
上製
296p
3,000円

発行：星和書店　http://www.seiwa-pb.co.jp　　価格は本体（税別）です

認知療法ハンドブック 上
応用編

大野裕、小谷津明 編
A5判
272p
3,680円

認知療法ハンドブック 下
実践編

大野裕、小谷津明 編
A5判
320p
3,800円

不安障害の認知行動療法（1）
パニック障害と広場恐怖
〈治療者向けガイドと患者さん向けマニュアル〉

アンドリュース 他著
古川壽亮 監訳
A5判
292p
2,600円

不安障害の認知行動療法（2）
社会恐怖
〈治療者向けガイドと患者さん向けマニュアル〉

アンドリュース 他著
古川壽亮 監訳
A5判
192p
2,500円

不安障害の認知行動療法（3）
強迫性障害とPTSD
〈治療者向けガイドと患者さん向けマニュアル〉

アンドリュース 他著
古川壽亮 監訳
A5判
236p
2,600円

発行：星和書店　　http://www.seiwa-pb.co.jp　　価格は本体（税別）です